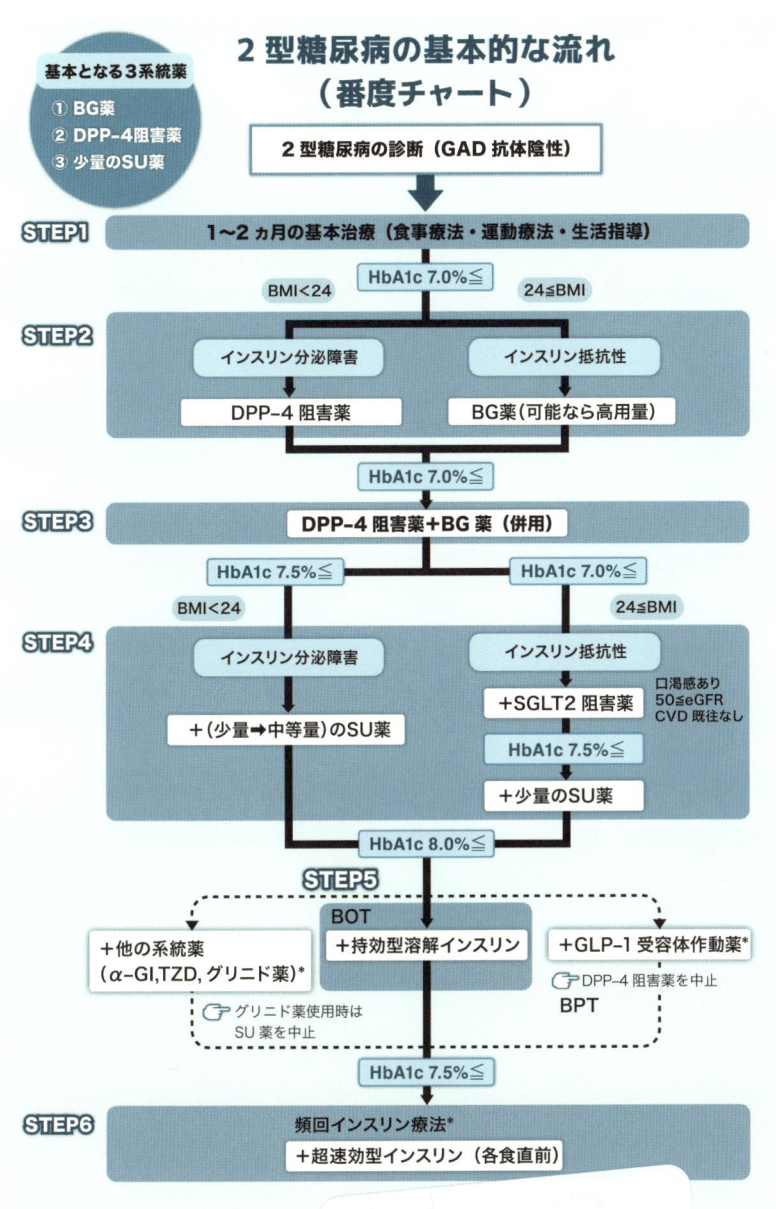

2型糖尿病の基本的な流れ（番度チャート）

基本となる3系統薬
- ① BG薬
- ② DPP-4阻害薬
- ③ 少量のSU薬

2型糖尿病の診断（GAD抗体陰性）

STEP1 1〜2ヵ月の基本治療（食事療法・運動療法・生活指導）

HbA1c 7.0%≦

BMI<24 / 24≦BMI

STEP2
- インスリン分泌障害 → DPP-4阻害薬
- インスリン抵抗性 → BG薬（可能なら高用量）

HbA1c 7.0%≦

STEP3 DPP-4阻害薬＋BG薬（併用）

HbA1c 7.5%≦ / HbA1c 7.0%≦

BMI<24 / 24≦BMI

STEP4
- インスリン分泌障害 → ＋（少量➡中等量）のSU薬
- インスリン抵抗性 → ＋SGLT2阻害薬　口渇感あり 50≦eGFR CVD既往なし
  - HbA1c 7.5%≦
  - ＋少量のSU薬

HbA1c 8.0%≦

STEP5
- ＋他の系統薬（α-GI,TZD, グリニド薬）*
  - ☞グリニド薬使用時はSU薬を中止
- **BOT** ＋持効型溶解インスリン
- ＋GLP-1受容体作動薬*
  - ☞DPP-4阻害薬を中止
  - **BPT**

HbA1c 7.5%≦

STEP6 頻回インスリン療法*
＋超速効型インスリン（各食直前）

すること

JN203179

これで万全！ 番度チャートを用いた 2型糖尿病治療

This Completes it!
Type 2 Diabetes Treatment
Using a Bando Chart

著 番度 行弘

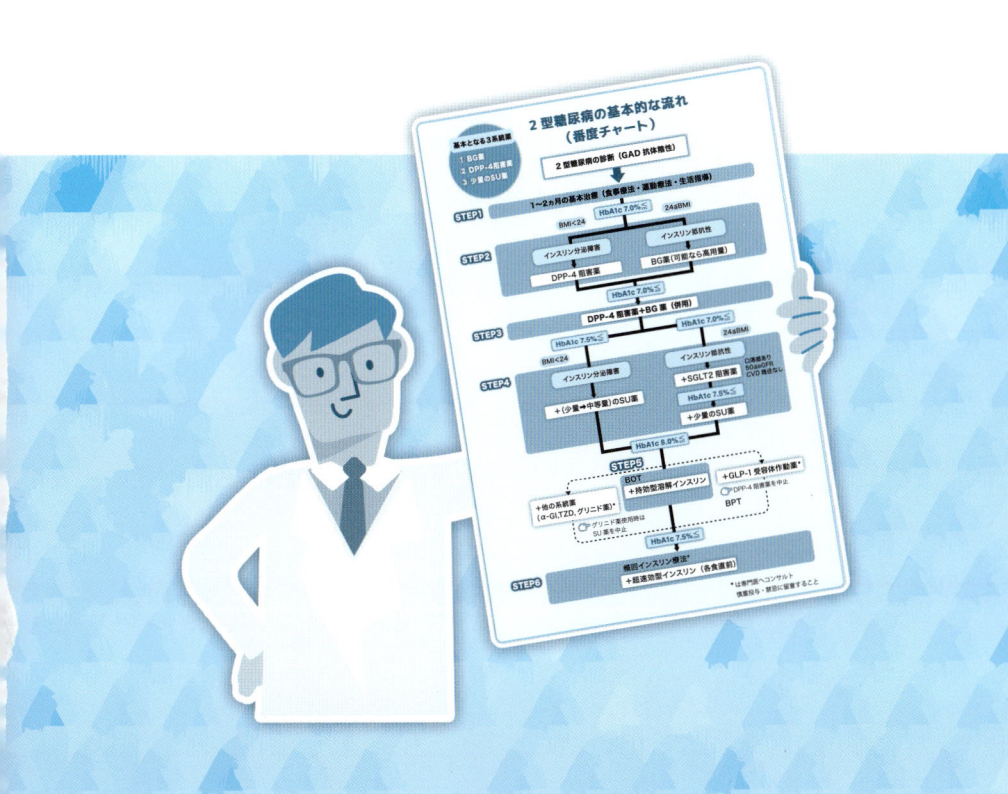

南江堂

はじめに

～百花繚乱の2型糖尿病治療薬
   結局どの薬からどんな順番で使えばよいのだろうか？～

筆者が糖尿病診療を志した頃

　筆者が糖尿病診療を志した1987年当時，2型糖尿病の薬物治療といえば，スルホニル尿素薬（SU薬）とインスリン注射の2つだけしかありませんでした．

　まず患者さんには食事療法と運動療法をできるだけ頑張っていただいて，これで血糖コントロールが不十分ならSU薬を少量から始め，それが最高用量に達しても血糖コントロールが不十分なら，バイアル製剤の中間型インスリンであるレンテインスリンの朝1回ないしは朝夕2回打ちに変更する，という極めて簡単な治療の流れでした．翌1988年になってもインスリンとSU薬の併用効果やSU薬の膵外作用などが真剣に議論されているような状況で，新薬が誕生する気配はまったくありませんでした．

　ところが筆者が現在の病院（福井県済生会病院）に赴任した1995年前後から糖尿病薬の種類が一気に増加しました．まず食後血糖を優先的に低下させる「αグルコシダーゼ阻害薬」や「速効型インスリン分泌促進薬（グリニド薬）」，インスリンの効果を高める「チアゾリジン系薬剤」の使用が可能となり，その後，インスリン製剤の分野では2001年にインスリンリスプロとアスパルト，2003年にはインスリングラルギンなどのアナログ製剤が発売されました．さらに2009年には「高用量メトホルミン」の承認，そしてインクレチン関連薬の登場など2型糖尿病の薬物治療は一気に活気を帯びてきました．

病診連携の取り組みの中で

　2002年1月中旬のとても寒い日でした．筆者は当時院長であった三浦將司先生から院長室に呼び出され，「病診連携を重視した生活習慣病専門の外来をつくってほしい」という依頼を受けました．「病診連携」「逆紹介」「2人主治医制」といった糖尿病を中心とした生活習慣病の地域連携の重要性が，病院経

営の面からも注目され始めた頃でした．

　まったく手探りの状態で，まず生活習慣病の診療対策チームをつくり，連携施設の医療スタッフを対象とした「生活習慣病セミナー」や連携医師を対象とした「連携懇話会」などの勉強会を立ち上げました．その後，2005 年 5 月には外来連携医療の中心となる「生活習慣病外来」を創設し，翌年以降はかかりつけ医の先生方を対象に系統的な糖尿病教育カリキュラム「福井済生会糖尿病セミナー」を毎年開催するなどして，糖尿病診療連携の強化を図りました．

　一方，これらを行う過程で強く感じたのが，われわれ糖尿病専門施設とかかりつけ医の先生方との間で「糖尿病治療の方向性を一致させること」の大切さでした．この方向性が一致しないと病診連携は基本的にうまくいかないことがわかってきたのです．そのため「連携懇話会」にご参加の先生方のご協力を得て 2004 年 8 月に 2 型糖尿病治療を中心とした『生活習慣病ガイドライン第 1 版』（表紙が青いので当時「青本」と呼ばれました）を発刊しました．

　ところが発刊当時「DPP-4 阻害薬」は未発売で，BOT（basal supported oral therapy）はまったく未知の用語でした．薬物治療は食前血糖値 140 mg/dL 未満，食後 2 時間血糖値 200 mg/dL 以上が続く場合は「α-グルコシダーゼ阻害薬」か「速効型インスリン分泌促進薬」で，食前血糖値 140 mg/dL 以上が続く場合は「少量の SU 薬」で開始するという内容で，地域では当時それなりに浸透はしましたが，第一選択薬から低血糖の発現を危惧しなければならないという課題の多い内容でした．一方，インスリンについては中間混合型インスリンを朝夕 2 回注射で開始し，1 日 2 〜 4 回の血糖自己測定（SMBG）を用いて後ろ向き調節法で管理するというかなり複雑な内容で，当然のようにかかりつけ医の先生方にはほとんど浸透せず，まさしく「絵に描いた餅」に終わってしまったのです．

簡便で使いやすい治療アルゴリズムの作成へ向けて

　2009 年末に「DPP-4 阻害薬」，「GLP-1 受容体作動薬」の 2 系統薬，いわゆ

る「インクレチン関連薬」が発売され，2型糖尿病治療はますます百花繚乱の様相を呈してきました．講演後の情報交換会などで，かかりつけ医の先生方から，「高血圧や脂質異常症では病態に応じたわかりやすい薬物選択のガイドラインがあるのに，糖尿病にはこれがない．目の前にいる患者にどの薬をまず使えばよいのかよくわからない」というお小言とも批判ともとれる言葉を多く耳にするようになりました．実際，われわれ専門医の間でさえ，たとえば肥満2型糖尿病患者に処方する薬はバラバラであり，非専門医に至っては言わずもがなの状態でした．

そこで筆者が目指したのが，決して「絵に描いた餅」に終わらない（終わらせない），簡便で使いやすい治療アルゴリズム「番度チャート」を考案することでした．これを用いて，シームレスにつながる糖尿病連携体制の構築に少しでもお役に立てれば，と考えたのです．かくして2010年に最初のチャートが，2014年には現在の新チャートができあがりました．

本書では，本チャートの内容と作成に至った経緯をまず紹介し，実践編ではバーチャル症例を用いて本チャートの利用法について，応用編では本チャートから一見外れた症例への対処法について解説しました．その内容は必ずしもサイエンスやエビデンスに基づくものばかりではなく，多くは筆者の32年間の糖尿病診療における臨床経験に基づくものであることをまずはっきりお断りしておきたいと思います．そのうえで本書が特に非専門医の先生方にとって，目の前の2型糖尿病患者さんの薬剤を選択する際のひとつの道標になればこの上ない幸いです．

2018年5月

福井県済生会病院内科 部長

番度 行弘

目次 /CONTENS

コラム

メモ

第1章
番度チャートの基本的な流れを押さえよう！

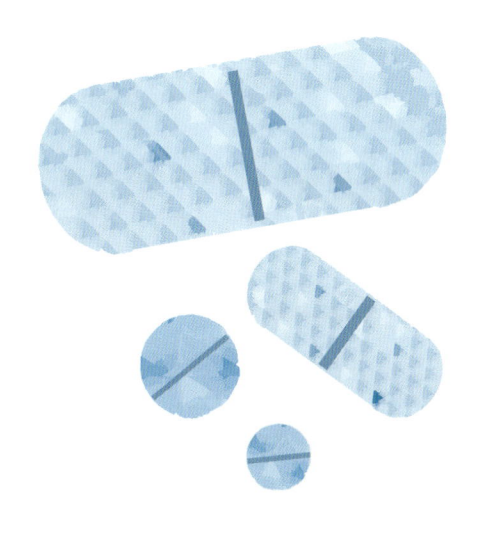

1 ステップで押さえる 基本アプローチ

　それではまず「番度チャート（新チャート）」（図1）の基本的な流れについて説明します.

　まず優先的に使用される基本薬は「メトホルミン」,「DPP-4 阻害薬」,「少量のスルホニル尿素（SU）薬」の 3 つです.「少量の SU 薬」の「少量」はグリメピリドなら 0.5 mg/ 日, グリクラジドなら 20 mg/ 日を意味します.

STEP 1

　抗グルタミン酸デカルボキシラーゼ (GAD) 抗体陰性の所見などに基づき「2 型糖尿病」という診断が確定し, 待機的に経過観察ができると判断された場合には, まず食事・運動・生活指導を中心とした 1 〜 2 ヵ月間の基本治療を行います.

STEP 2

　これでも HbA1c 7.0%未満が達成されない患者で, BMI が 24 kg/m^2 未満の場合は第一選択薬として DPP-4 阻害薬を, BMI が 24 以上の場合はメトホルミン［ビグアナイド（BG）薬］を処方します. メトホルミンから開始した場合は忍容性が許す限り, できるだけ高用量まで増量します.

STEP 3

　これらの第一選択薬で開始しても HbA1c が 7.0％未満に達しない場合, DPP-4 阻害薬から始めた場合はメトホルミンを, メトホルミンから始めた場合は DPP-4 阻害薬を第二選択薬として追加投与し, この両薬剤を併用します.
　※ DPP-4 阻害薬とメトホルミンの併用は, 相性がよい「最高の相棒」です！（p40,「第 2 章-4」参照）

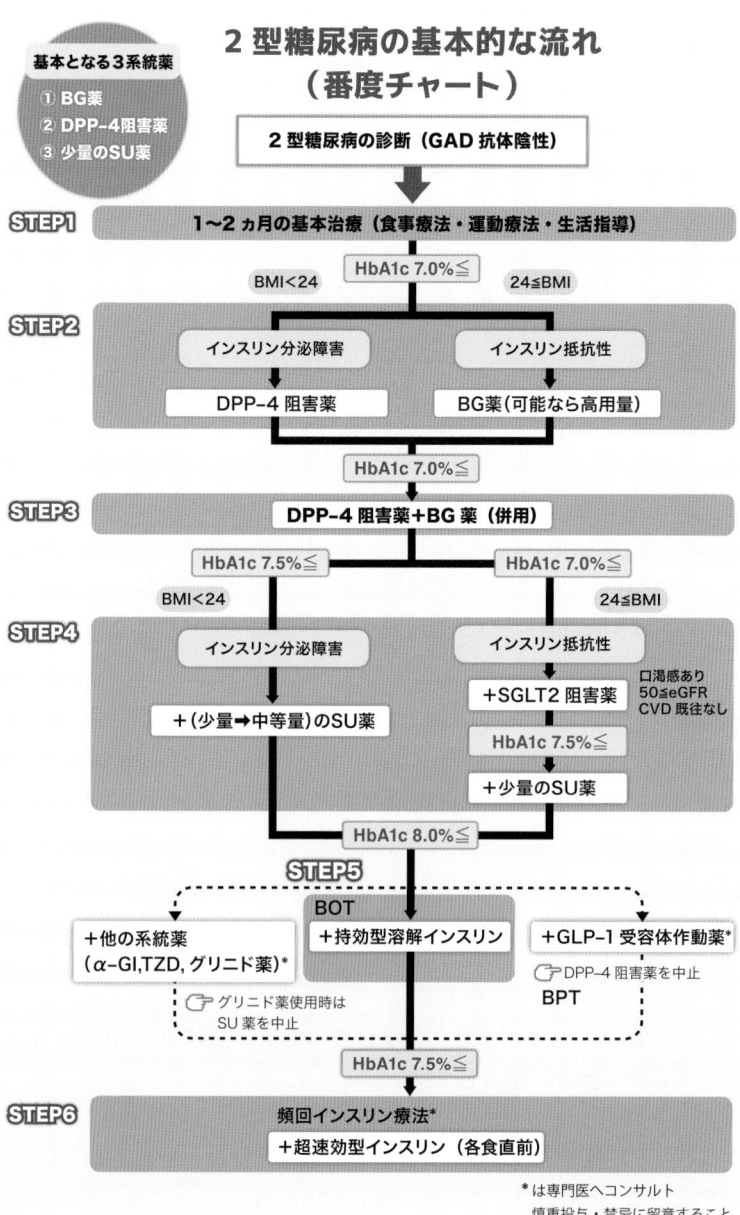

基本となる3系統薬
① BG薬
② DPP-4阻害薬
③ 少量のSU薬

2型糖尿病の基本的な流れ
（番度チャート）

2型糖尿病の診断（GAD抗体陰性）

STEP1 1～2ヵ月の基本治療（食事療法・運動療法・生活指導）

BMI<24　　HbA1c 7.0%≦　　24≦BMI

STEP2

インスリン分泌障害　　　　　インスリン抵抗性

DPP-4阻害薬　　　　　BG薬（可能なら高用量）

HbA1c 7.0%≦

STEP3 **DPP-4阻害薬＋BG薬（併用）**

HbA1c 7.5%≦　　　　　HbA1c 7.0%≦

BMI<24　　　　　　　　　　24≦BMI

STEP4

インスリン分泌障害　　　　　インスリン抵抗性

＋（少量➡中等量）のSU薬　　　＋SGLT2阻害薬

口渇感あり
50≦eGFR
CVD既往なし

HbA1c 7.5%≦

＋少量のSU薬

HbA1c 8.0%≦

STEP5

BOT

＋他の系統薬
（α-GI,TZD, グリニド薬）*　　＋持効型溶解インスリン　　＋GLP-1受容体作動薬*

☞グリニド薬使用時は
SU薬を中止

☞DPP-4阻害薬を中止
BPT

HbA1c 7.5%≦

STEP6 頻回インスリン療法*
＋超速効型インスリン（各食直前）

*は専門医へコンサルト
慎重投与・禁忌に留意すること

図1 2型糖尿病治療の基本的な流れ（番度チャート）

STEP 4

それでも HbA1c 7.0％以上の場合で，BMI 24 kg/m^2 以上，かつ① 口渇感が自覚でき，②推定糸球体濾過量（eGFR）50 mL/ 分 /1.73 m^2 以上，③心血管イベントの既往がないもの，という 3 つの条件を満たす患者では，第三選択薬として SGLT2 阻害薬を追加投与します．それでも HbA1c 7.5％以上の場合は「少量の SU 薬」を追加します．

「STEP3」で DPP-4 阻害薬とメトホルミンを併用しても，HbA1c 7.5％以上の患者で BMI 24 kg/m^2 未満，あるいは 24 kg/m^2 以上でも上記の「SGLT2 阻害薬」使用の適応基準を満たさない患者の場合は第三選択薬として「少量」の SU 薬を追加し，不十分な場合は「中等量」まで増量します．SU 薬「中等量」とはグリメピリドなら 1.0 mg/ 日，グリクラジドなら 40 mg/ 日を意味します．

STEP 5

なおも HbA1c 8％以上なら持効型溶解インスリンを用いた BOT（Basal supported Oral Therapy）（**コラム 1**）へ移行します．

STEP 6

「BOT」に移行しても，HbA1c 7.5％以上が続き，特に食後高血糖の管理が困難な場合は，適宜，各食前に超速効型インスリンを追加投与して「頻回インスリン療法」へ移行します．

ここがコツ！

- ・経口薬は原則としてできるだけ少量から始め，血糖値や HbA1c などの値をみながら徐々に増量します．
- ・次の治療ステップへの移行は最低 1 ～ 2 ヵ月間以上の期間を設けます．
- ・これらの薬物療法を行う場合，禁忌と慎重投与には十分留意しましょう．
- ・目標とする HbA1c になかなか到達しない場合は，「もう一度基本治療を見直すことによって 7.0％未満を目指す」という薬剤に依存しない対処方法をとる必要があります．

これ以外にも，① BOT の開始前後で他の系統薬［α-グルコシダーゼ阻害薬（α-GI），チアゾリジン薬（TZD），グリニド薬］を追加するルート（ただし「グリニド薬」を使用する場合は「SU 薬」を中止することが必要です）や，②「GLP-1 受容体作動薬」を用いる（ただしこの場合は「DPP-4 阻害薬」を中止することが必要です）というルートがあります．

 まとめ

- ☑ 主役は①メトホルミン，② DPP-4 阻害薬，③少量のスルホニル尿素（SU）薬だ！
- ☑ SGLT2 阻害薬は適応基準を考慮して適切に使用する．
- ☑ 他の 3 系統薬（α-GI，TZD，グリニド薬）および中等量以上の SU 薬は，この基本的な流れの中で副作用や効果，社会的事情などにより対応できなくなった際に追加変更薬として適宜使用する．

 コラム❶

BOT（Basal supported Oral Therapy）とは？

経口糖尿病薬の併用療法を行っても十分な血糖コントロールが得られない患者さんに対してインスリン注射を新たに開始する際，今服用している内服薬をそのまま続けながら持効型インスリンを 1 日 1 回だけ注射する方法です．「基礎インスリン分泌の不足分をインスリン注射で補う経口糖尿病薬療法」というのが BOT の正しい意味なので，本法における治療の主役は意外にもまだ経口糖尿病薬だということになります．

2006 年，欧米のガイドラインで最初に行うべきインスリン導入法として BOT が紹介されて以降，現在わが国で最も汎用されているインスリン注射法になっています．1 日 1 回という簡便性に加えて，原則 1 日 1 回の血糖自己測定だけでインスリン量の調節ができる，という利便性を兼ね備えてい

ます．血糖コントロールが不十分な多くの2型糖尿病患者さんでは，食後の高血糖だけでなく空腹時の血糖値も上昇しています．このため，空腹時高血糖が1日の血糖全体を押し上げ，これがブドウ糖毒性（p38, メモ2参照）を介してさらなる食後の高血糖を引き起こす原因になっています．

　BOTによって持効型インスリンを補充して，空腹時の高血糖を低下させることで，全体の血糖の推移が「だるま落とし」のように低下し，ブドウ糖毒性が解除され，本来の膵臓の機能が回復してくると，食後高血糖の改善にもつながることが知られています（Diabetes Care **34**：2048-2053, 2011）．

2 治療に行き詰まったら… 各薬剤の特徴をもう一度 おさらいしよう！

　現在，7系統の経口糖尿病薬が使用可能です．これらはその作用機序ごとに分けて覚えるとわかりやすいです（図2）．

　また，これら7系統薬は臨床的な効果（指標）に基づいて分類することも可能です（表1）．

a インスリン抵抗性改善系

　　　主に，肝臓や骨格筋でのインスリン抵抗性を改善することで血糖値を
　　　下げる薬剤です．

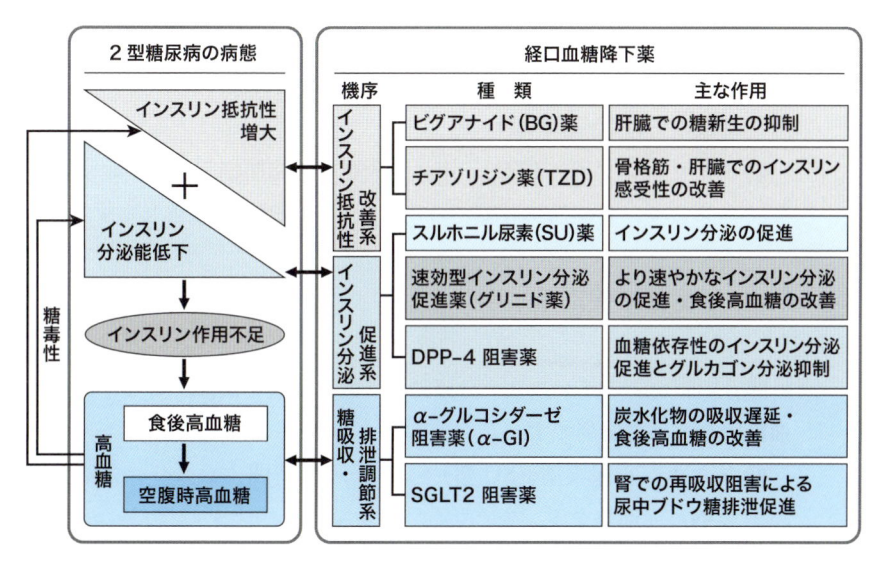

図2　病態に合わせた経口血糖降下薬の選択

［日本糖尿病学会（編・著）：糖尿病治療ガイド2016-2017，文光堂，東京，p31，2016より許諾を得て転載］

表1 臨床指標に基づいた経口血糖降下薬の分類

1) 血糖値への影響	①主に食前血糖値を改善する薬：SU薬，BG薬，SGLT2阻害薬 ②主に食後血糖値を改善する薬：グリニド薬，α-GI，DPP-4阻害薬 ③食前および食後血糖値を改善する薬：TZD
2) HbA1c低下作用	①強い：SU薬（1.0～2.0%前後） ②中間：DPP-4阻害薬，BG薬，SGLT2阻害薬，TZD（1.0%前後） ③弱い：グリニド薬，α-GI（0.3～1.0%前後）
3) 単独投与下での低血糖発現の頻度	①高い：SU薬 ②まれ：グリニド薬 ③ほとんどなし：その他の系統薬すべて
4) 体重への影響	①増加傾向：SU薬，TZD ②減少傾向：SGLT2阻害薬，BG薬，α-GI ③影響なし：グリニド薬，DPP-4阻害薬
5) 食欲への影響	①増加傾向：SU薬，SGLT2阻害薬，グリニド薬，TZD ②減少傾向：BG薬 ③影響なし：DPP-4阻害薬，α-GI

❶ ビグアナイド薬（BG薬）：主に肝臓での糖新生の抑制作用，一部消化管からの糖吸収の抑制，骨格筋でのインスリン感受性を改善します．

❷ チアゾリジン薬（TZD）：主に肥大化した脂肪細胞を小型化することにより，骨格筋・肝臓でのインスリン感受性を改善します．

b インスリン分泌促進系

膵β細胞からのインスリン分泌動態に直接影響を及ぼすことによって血糖値を下げる薬剤です．

❶ スルホニル尿素薬（SU薬）：約12～24時間インスリン分泌を持続的に促進します．

❷ 速効型インスリン分泌促進薬（グリニド薬）：より速やかなインスリン分泌の促進作用（2～3時間）をもちます．

❸ DPP-4阻害薬：血糖依存性にインスリン濃度を高め，同時にグル

カゴン濃度を抑制します.

c 糖吸収・排泄調節系

腸管や腎でのブドウ糖の吸収を調節することによって血糖値を下げる薬剤です.

❶ α-グルコシダーゼ阻害薬（α-GI）：腸での炭水化物の吸収遅延作用をもちます.

❷ SGLT2 阻害薬：腎近位尿細管でのブドウ糖の再吸収を抑制し，尿糖排泄を促進します.

これらの基礎知識は特に本チャートを用いた治療に行き詰まった際，目の前にいる患者の病態（血糖変動パターン，HbA1c 値，低血糖リスク，BMI，食欲の程度など）により適した薬剤を選択する際の参考になると思います.

3 「STEP2」と「STEP3」で使用する薬剤のここだけは押さえよう

DPP-4 阻害薬（表 2）

a 腎機能障害のある患者に投与する場合

　現在市販されている DPP-4 阻害薬は全部で 9 製剤ありますが，その多くは腎臓が主な排泄経路になっているため，腎機能の低下に伴い減量が必要になります[1]．このため，特に腎排泄メインの薬剤（ジャヌビア®/グラクティブ®，エクア®，ネシーナ®，スイニー®，オングリザ®，ザファテック®，マリゼブ®の 7 製剤）は，投与開始時には必ず eGFR の測定を行い，その数値に基づいて，その投与量を適切に調整しなければなりません．

　さらにこれらの薬剤は投与を開始した後も，eGFR の変化に基づき，必要に応じてその投与量を調節したり，または腎排泄をメインとしない他薬剤（テネリア®：腎・胆汁排泄，トラゼンタ®：胆汁排泄）に変更，あるいは中止しなければなりません．

b 肝機能障害のある患者に投与する場合

　薬剤の代謝経路も考慮しなくてはなりません．肝代謝がメインのエクア®は重度の肝機能障害（非代償性肝硬変など）のある患者では投与禁忌，テネリア®は慎重投与です．

表2 各DPP-4阻害薬の添付文書情報

商品名 用量/日	投与回数	主な排泄経路	腎機能 (eGFR：mL/分/1.73 m²)			肝機能			心不全 (NYHA III〜IVのある患者)	QT延長を起こしやすい患者※
			30未満	30≦<50	50以上	重度	中等度	軽度		
ジャヌビア グラクティブ 50 mg (100 mg可)	1回	腎臓	慎重投与 12.5〜25 mg	慎重投与 25〜50 mg						
エクア 100 mg (50 mg可)	2回	腎臓	慎重投与 50 mg	慎重投与 50 mg		禁忌	慎重投与	慎重投与	慎重投与	
ネシーナ 25 mg	1回	腎臓	慎重投与 6.25 mg	慎重投与 12.5 mg					慎重投与	
トラゼンタ 5 mg	1回	胆汁								
テネリア 20 mg (40 mg可)	1回	腎臓・胆汁				慎重投与			慎重投与	慎重投与
スイニー 200 mg (400 mg可)	2回	腎臓	慎重投与 100 mg							
オングリザ 5 mg	1回	腎臓・胆汁	慎重投与 2.5 mg	慎重投与 2.5 mg					慎重投与	
ザファテック 100 mg	週1回	腎臓	禁忌	慎重投与 50 mg						
マリゼブ 25 mg	週1回	腎臓	慎重投与 12.5 mg							

※QT延長を起こしやすい患者：重度の除脈などの不整脈またはその既往，うっ血性心不全などの心疾患，低カリウム血症

［各製品添付文書（2018年4月時点）より著者作成］

c 心機能障害のある患者に投与する場合

　過去の海外での大規模前向き研究の結果等に基づき[2,3]，エクア®，ネシーナ®，オングリザ®の3製剤はNYHA III度以上の心不全患者では慎重投与になります[1]．加えて重度の除脈などの不整脈またはその既往，うっ血性心不全などの心疾患，低カリウム血症など，心電図でのQT延長を起こしやすい患者では，テネリア®は慎重投与になります．

d 注意すべき副作用

　DPP-4阻害薬の投与により急性膵炎，間質性肺炎，腸閉塞，類天疱瘡などのまれな副作用も報告されています．筆者らは，本系統薬使用者全体の3割前後でリパーゼの一過性の上昇を認めることを報告しました[4]．慢性膵炎が膵がんの前駆病変ともなりうることを考えると，慢性膵炎患者や膵がんの既往者には本系統薬は原則投与すべきではありません．さらに中等症以上の慢性閉塞性肺疾患や間質性肺炎をもつ患者では慎重投与もしくは禁忌と考えられます．

　さらに本系統薬は内因性GLP-1の増加を介して胃腸蠕動を抑制する方向に作用します．このため本系統薬は，慢性的な便秘症患者では慎重投与，また腹部手術後などで腸閉塞の既往がある患者では慎重投与もしくは禁忌と考えられます．

e 投与回数の違い

　DPP-4阻害薬は投与回数にも違いがあります．「1日1回タイプ」，「1日2回タイプ」，「週1回タイプ」の3種類あり，患者の状況に合わせて薬剤を選択することができます．たとえば認知機能が低下し薬の管理が難しい患者の場合，1日1回もしくは週1回の服用であれば，家族などの第三者が薬を管理することが容易になります．

BG薬（メトホルミン）

a 投与量と投与回数はどうするか

　2010年5月，BG薬のメトグルコ®錠250 mg（一般名：メトホルミン塩酸塩）が発売され，それまで1日750 mgまでが使用上限であったメ

トホルミンの最高用量が一気に 2,250 mg まで引き上げられました．その最大の理由は，すでに海外の臨床試験においてメトホルミンの HbA1c 低下作用は 1 日 2,000 mg まで用量依存性が認められており（図 3）[5]，その後国内の臨床試験でも同様に 2,250 mg までの用量依存性が確認されたからでした（ちなみに 1 日 2,250 mg 投与群での HbA1c 低下作用は対照群に比し 1.8% 前後でした）[6]．

またメトホルミンは血中半減期（2.9 〜 4.0 時間）の関係から[1]，作用時間が 6 〜 14 時間前後と短いため[2]，効果を 1 日持続させるためには原則として 1 日 2 回以上の内服が必要です．さらに剤型がやや大きめで（直径 9.0 mm，厚さ 4.0 mm），薬剤そのものには苦みがあることも覚えておくとよいでしょう．筆者らは以前，メトホルミンを 500 mg/日もしくは 750 mg/日から 1,000 mg/日（すべて 1 日朝夕 2 回投与）に増量後 3 ヵ月以上経過を観察できた 2 型糖尿病患者 80 例を対象に，HbA1c およびグリコアルブミンの変動および服薬状況につき検索しま

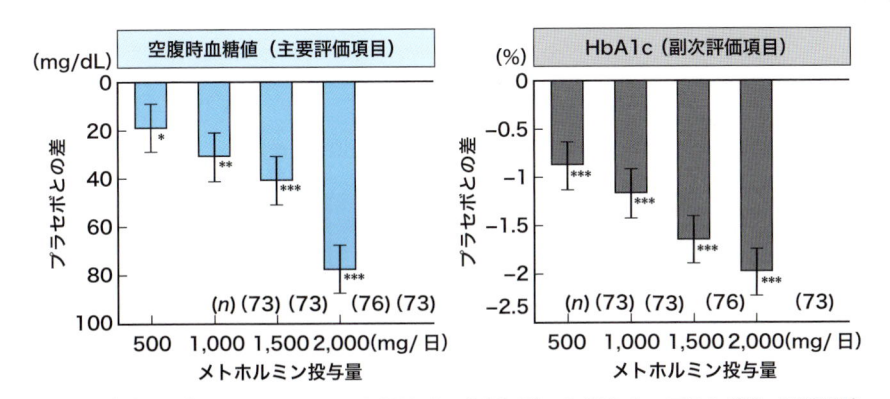

プラセボ（n=79）mean±SD　*p=0.054, **p<0.01, ***p<0.001（vs プラセボ群, ANOVA）

【対象】食事療法のみ，もしくは SU 薬で血糖コントロールが不十分な 2 型糖尿病患者 451 例

【方法】多施設共同，二重盲検，用量反応試験．ウォッシュアウト期間として 3 週間プラセボを投与した後，プラセボ，メトホルミン 500，1,000，1,500，2,000，2,500 mg/日の 6 群に無作為割り付けし，11 週間投与した．なお，メトホルミン投与群はいずれも 500 mg/日から開始した．

図 3　メトホルミンは用量依存的に HbA1c を改善する

（文献 5 を参考に著者作成）

した[7]. その結果，HbA1c は 250 mg 増量群および 500 mg 増量群のいずれも約 0.8%の有意な低下を認め（**図 4**），この間，処方量から推定された朝夕の服薬アドヒアランスは良好でした．

このようなデータに基づき，本チャートではメトホルミンは「朝夕 2 回投与」を基本とし，十分な血糖コントロールが得られない場合は「最低 1 日 1,000 mg まで増量する」ことを原則としました．

b 注意すべき副作用—消化器症状と乳酸アシドーシス

副作用として最も多いのは下痢・胃部不快感などの消化器症状であり，重度の場合は内服をいったん中止するか，減量する必要があります．また乳酸アシドーシス（p17，**コラム 2**）予防のため，メトホルミンを投与する場合は，必ず患者の eGFR を確認する必要があります．それはメトホルミンが 9 割以上，腎から未変化体のまま排泄されるという特徴があるからです．処方する際は，2016 年 5 月に日本糖尿病学会の適

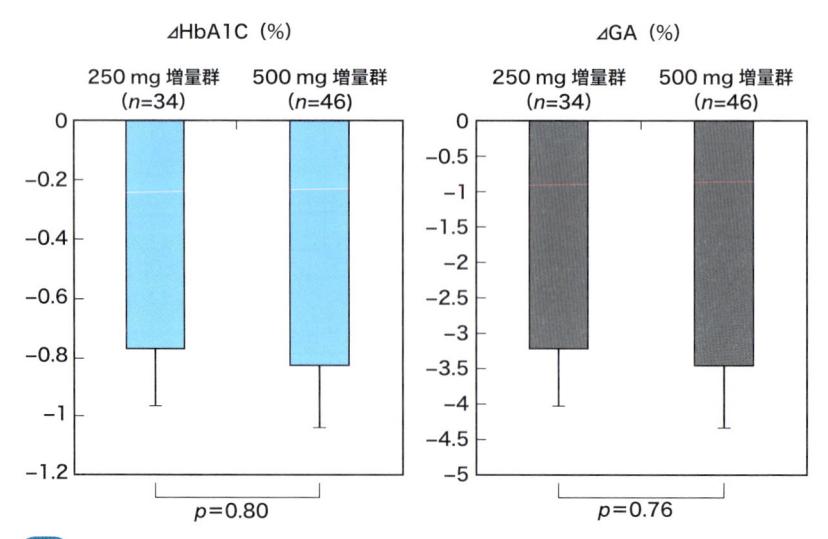

図 4 増量別でみた血糖コントロール指標の変化量（3 ヵ月間：n = 80）

正使用に関する委員会から出された最新の Recommendation[8] を参考にしてください（下記参照）.

- eGFR が 45（mL/ 分 /1.73 m^2）以上：投与は可能
- eGFR が 30（mL/ 分 /1.73 m^2）未満：投与禁忌
- eGFR が 30 ～ 45（mL/ 分 /1.73 m^2）：リスクとベネフィットを勘案して「慎重投与」

　またこの eGFR 基準に基づいて，いったん投与を開始した場合でも脱水，ショック，急性心筋梗塞，重症感染症の場合などやヨード造影剤の併用などでは eGFR が急激に低下することがあるので，速やかに投与を中止しなければなりません．またヨード造影剤検査の前あるいは造影時には検査当日以降，メトホルミンを中止して 48 時間後に eGFR を再評価して再開する必要があります．さらに年齢に伴う eGFR の低下を考えて，少なくとも半年に一度は eGFR の再評価を行い，メトホルミンの継続投与の可否あるいは投与量の調整を行うことが必要です．いずれにせよメトホルミンの内服中は日頃から脱水予防のためこまめな水分摂取に努め，アルコールの過剰摂取などには十分注意し，嘔吐，呼吸苦，全身の筋力低下など乳酸アシドーシスの合併を思わせる症状を認めた際には，速やかに病院を受診することを指導してください．

c　注意すべき病態

　以下の病態では，メトホルミンは原則禁忌となります[9]．このため本チャートに沿ってメトホルミンの投与を考える際は，これらの病態が併発していないことをまず確認することが必要です．

❶ 非代償性肝硬変など重度の肝機能障害（肝臓における乳酸の代謝能が低下するため）

❷ 慢性心不全（NYHA III度以上），重度の肺機能障害（低酸素状態か

ら乳酸産生が増加するため）

❸ 過度のアルコール摂取者（肝臓における乳酸の代謝能が低下するため）

❹ 栄養不良状態，飢餓状態，衰弱状態（低血糖を起こすおそれがあるため）

　当然のことですが，これらの注意はメトホルミンを含む配合薬（エクメット配合錠®，イニシンク配合錠®）でも同様に当てはまります．

■ 文献

1) 各製品添付文書（2016 年 12 月時点）より
2) Scirica BM et al：SAVOR-TIMI 53 Steering Committee and Investigators. Saxagliptin and cardiovascular outcomes in patients with type 2 diabetes mellitus. N Engl J Med **369**：1317-1326, 2013
3) White WB et al：EXAMINE Investigators. Alogliptin after acute coronary syndrome in patients with type 2 diabetes. N Engl J Med **369**：1327-1335, 2013
4) 飯野寿子ほか：各種 DPP-4 阻害薬における血清膵逸脱酵素の変動．登録番号 a92544，第 60 回日本糖尿病学会年次学術集会
5) Garber AJ et al：Efficacy of metformin in type II diabetes：results of a double-blind, placebo-controlled, dose-response trial. Am J Med **103**：491-497, 1997
6) メトグルコ錠．医薬品インタビューフォーム，p 6-14
7) 番度行弘ほか：メトホルミン 1,000 mg/ 日への増量による HbA1c および GA 低下効果とその寄与因子に関する解析．Diabetes Frontier **23**：473-476, 2012
8) メトホルミンの適正使用に関する Recommendation，2016 年 5 月 12 日改訂
9) メトグルコ錠．医薬品インタビューフォーム，p 28-30

コラム❷

乳酸アシドーシス

　乳酸アシドーシスとは，乳酸がなんらかの原因により蓄積して生じるアシドーシスで，致死率が約50%と高く，早急な対応が求められる病態です．脱水・ショックなどの全身状態の悪い患者，糖尿病，肝不全，腎不全，悪性腫瘍などの全身疾患を有する患者，アルコール中毒患者，BG薬を内服中の患者が吐き気，嘔吐，腹痛などの消化器症状や高度の倦怠感，呼吸困難感などを訴えていれば乳酸アシドーシスの発症を疑う必要があり，特に，意識障害を伴っている場合は重症といえます．

　ケトン体の上昇を伴わずにアニオンギャップ（$Na^+-Cl^--HCO_3^-$；正常値12±2 mEq/L）が16以上の上昇を認める場合は，本病態を合併している可能性が高く，この際は背後にある重篤な基礎疾患の評価を行いつつ，輸液，昇圧薬，抗菌薬，インスリン，酸素，重炭酸投与など適切な治療を速やかに開始する必要があります．

　メトホルミンをはじめとしたBG薬には，①肝臓での乳酸からの糖新生を抑制したり，②ミトコンドリア内での酸化的リン酸化を低下させる働きなどにより，血中乳酸値を上昇させる作用があります．これに造影剤投与を含めた腎機能の低下（BG薬の蓄積），脱水・循環不全やCOPDなどの低酸素状態（乳酸産生の増加），過度のアルコール摂取や肝機能障害（乳酸代謝の低下）が加わると乳酸アシドーシス合併のリスクが高まります．高齢者だけでなく，40〜50歳代の比較的若年者で少量（250〜500 mg/日）でも乳酸アシドーシスの発現が報告されていることに注意し，このような場合は本薬を速やかに（あるいは一時的に）中止しなければなりません．

4 「STEP4」で使用する薬剤 のここだけは押さえよう

スルホニル尿素（SU）薬

a 注意すべき副作用—重症低血糖

　本チャートでは SU 薬の基本薬としての投与量は「少量」（グリメピリドなら 0.5 mg/ 日，グリクラジドなら 20 mg/ 日）と定めています．これは重症低血糖を予防することがその最大の理由です．しかし，この少ない用量であっても，重症低血糖が決して起こらないわけではありません．このため SU 薬を少量で開始する際は，低血糖とその対処法につき患者，家族あるいはその両者に十分指導する必要があります．特に高齢者の低血糖は自覚症状が乏しく，遷延化しやすいのが特徴です．

b 「高齢者糖尿病の血糖コントロール目標値」を活用する

　2016 年 5 月，日本老年医学会と日本糖尿病学会は合同で「高齢者糖尿病の血糖コントロール目標値」（HbA1c 値）を発表しました（図 5）[1]．ここでは高齢者を年齢や健康状態，治療内容などで区切り，個々の患者に合わせて安全かつ効果的に糖尿病の治療を行えるよう工夫されています．特に HbA1c の目標では，日常生活動作（ADL）レベル，認知機能，薬物療法の内容などによって 7.0％未満～ 8.5％未満のきめ細かな HbA1c 目標値を策定し，「重症低血糖のおそれのある薬剤」を服用している患者では「下限値」も設定されています．
　この「重症低血糖のおそれのある薬剤」の中にインスリン製剤やグリニド薬とともに当然のことながら血糖非依存性にインスリン分泌を高め

患者の特徴・健康状態[注1]	カテゴリーI		カテゴリーII	カテゴリーIII
	①認知機能正常 かつ ②ADL自立		①軽度認知障害～軽度認知症 または ②手段的ADL低下,基本的ADL自立	①中等度以上の認知症 または ②基本的ADL低下 または ③多くの併存疾患や機能障害
重症低血糖が危惧される薬剤(インスリン製剤,SU薬,グリニド薬など)の使用 なし[注2]	7.0%未満		7.0%未満	8.0%未満
あり[注3]	65歳以上75歳未満 7.5%未満(下限6.5%)	75歳以上 8.0%未満(下限7.0%)	8.0%未満(下限7.0%)	8.5%未満(下限7.5%)

図5 高齢者糖尿病の血糖コントロール目標(HbA1c値)

治療目標は,年齢,罹病期間,低血糖の危険性,サポート体制などに加え,高齢者では認知機能や基本的ADL,手段的ADL,併存疾患なども考慮して個別に設定する.ただし,加齢に伴って重症低血糖の危険性が高くなることに十分注意する.

注1:認知機能や基本的ADL(着衣,移動,入浴,トイレの使用など),手段的ADL(IADL:買い物,食事の準備,服薬管理,金銭管理など)の評価に関しては,日本老年医学会のホームページ(http://www.jpn-geriat-soc.or.jp/)を参照する.エンドオブライフの状態では,著しい高血糖を防止し,それに伴う脱水や急性合併症を予防する治療を優先する.

注2:高齢者糖尿病においても,合併症予防のための目標は7.0%未満である.ただし,適切な食事療法や運動療法だけで達成可能な場合,または薬物療法の副作用なく達成可能な場合の目標は6.0%未満,治療の強化が難しい場合の目標は8.0%未満とする.下限を設けない.カテゴリーIIIに該当する状態で,多剤併用による有害作用が懸念される場合や,重篤な併存疾患を有し,社会的サポートが乏しい場合などには,8.5%未満を目標とすることも許容される.

注3:糖尿病罹病期間も考慮し,合併症発症・進展阻止が優先される場合には,重症低血糖を予防する対策を講じつつ,個々の高齢者ごとに個別の目標や下限を設定してもよい.65歳未満からこれらの薬剤を用いて治療中であり,かつ血糖コントロール状態が図の目標や下限を下回る場合には,基本的に現状を維持するが,重症低血糖に十分注意する.グリニド薬は,種類・使用量・血糖値等を勘案し,重症低血糖が危惧されない薬剤に分類される場合もある.

【重要な注意事項】糖尿病治療薬の使用にあたっては,日本老年医学会編「高齢者の安全な薬物療法ガイドライン」を参照すること.薬剤使用時には多剤併用を避け,副作用の出現に十分に注意する.

[日本老年医学会・日本糖尿病学会(編・著):高齢者糖尿病診療ガイドライン2017,p46,南江堂,東京,2017より許諾を得て転載]

　　る「SU薬」も含まれています.具体的には,SU薬使用中でカテゴリーII,すなわち①軽度認知障害～軽度認知症,または②手段的ADL低下,基本的ADL自立の場合には,HbA1cの目標値は「7.0～8.0%」に,カテゴリーIII,すなわち①中等度以上の認知症,または②基本的ADL低下,または③多くの併存疾患や機能障害をもつ場合には,HbA1cの目標値

は「7.5 〜 8.5%」に高めの「下限値」の設定がなされつつ、上限値も引き上げられています.

したがって、65 歳以上の高齢者に、本チャートに沿って「少量の SU薬」投与を考える際は、患者の ADL レベル, 認知機能を評価したうえで、本当に本系統薬の投与が必要かどうかを確認する必要があります.

さらに、本チャートに沿って治療中の高齢患者で「SU 薬」を使用中の場合には, 患者の ADL レベル, 認知機能を定期的に再評価したうえで、本系統薬の減量や中止が必要かどうかを繰り返し再確認する必要があります.

SGLT2 阻害薬

a 特徴と注意点

「SGLT2 阻害薬」は昨今、心血管イベント抑制に関するいくつかの大規模な EBM が出され[2〜5], 本チャートの中でも第三選択薬として重要な位置を占めています.

現在市販されている SGLT2 阻害薬は全部で 6 製剤ありますが、SGLT2 阻害薬共通の注意点として、以下 2 点が挙げられます.

❶ 浸透圧利尿に基づく脱水, 尿糖増加に基づく尿路感染症や生殖器感染症が増加すること[6,7]

❷ 「糸球体からブドウ糖を濾過する」ことが作用発現の原動力となるため、eGFR 50 未満の患者ではその HbA1c 低下作用が減弱すること[8]

本チャートでは、STEP4 で BMI 24 以上, かつ①口渇感が自覚でき、② eGFR 50 mL/ 分 /1.73 m^2 以上, ③心血管イベントの既往がないもの, という 3 つの条件を満たす患者に対して「SGLT2 阻害薬」を追加投与することになっています. この 3 つの条件は SGLT2 阻害薬のもつ❶❷の特徴を勘案して定められたものです.

表3 SGLT2阻害薬と関連した死亡例（15例）ー2015年（平成27年）6月まで

	死亡例	死亡原因	合併疾患	併用薬
A薬	1例	脳梗塞 肺炎	脳梗塞の既往 内頸動脈狭窄症	降圧薬 高脂血症用剤 抗菌薬
B薬	6例	急性心不全 急性心筋梗塞 不明（2例）	高血圧 脂質異常症 脳梗塞の既往	降圧薬 高脂血症用剤 利尿薬
C薬	7例	急性心不全, 脱水・心室細動 熱中症 心筋虚血 乳酸アシドーシス 肺炎 脱水 DIC	狭心症 高血圧 脂質異常症 慢性関節リウマチ	降圧薬 高脂血症用剤 利尿薬 ステロイド薬 免疫抑制薬
D薬	1例	糖尿病性高血糖昏睡	慢性心不全 発作性心房細動	利尿薬

b 投与にあたって注意すべき病態

　2014年4月にSGLT2阻害薬が発売されて約1年後に本系統薬との関連が推測された死亡が計15例報告されました（表3）．これらは①肺炎などのシックデイ（脱水状態），②発作性心房細動を含めた循環器系疾患合併例，③サイアザイド系を中心とした利尿薬併用例，④慢性関節リウマチなどの炎症性疾患の合併例でした．筆者は当初，このような病態ではSGLT2阻害薬の使用を控えるか，新たに関連する病態が発生した場合は，速やかにSGLT2阻害薬を中止すべきであると提唱してきました．その安全性の確保に関しては委員会からのRecommendationにその詳細が述べられています[9]．

　加えて食事や運動療法が適切に行われないと，血糖値や体重減少効果が減弱するばかりでなく，筋肉減少症（サルコペニア）が進行する危険があることも指摘されています[10]．さらにSGLT2阻害薬投与により起こりやすい「甘味への嗜好」は制御困難なこともしばしばです．

第1章　番度チャートの基本的な流れを押さえよう！

c SGLT2 阻害薬を用いるときの「4 つのお願い」

　それでは，本薬をより有効かつ安全に使用するためにはどうすればよいのでしょうか．筆者は，以上の課題を踏まえて，現在，本薬の投与を開始する患者に以下の「4 つのお願い」をしています．

【4 つのお願い】

---

1) 最低 1 〜 2 時間にコップ 1 杯程度（150 〜 180 mL）の水分補給を，水もしくは麦茶でこまめに行うこと（1 日 1.5 〜 2.0 L 以上の水分確保すること）
2) 尿路・陰部感染防止のため，（女性を中心に）毎日の入浴と陰部の清潔保持に努めること
3) 可能な範囲で食事療法，運動療法を励行すること（甘さへの誘惑に負けず，レジスタンストレーニングを含めた有酸素運動を可能な限り継続する）
4) 発熱，下痢などのシックデイには速やかに内服を中止すること

　筆者は現在，外来を中心に 200 名近い患者に SGLT2 阻害薬を処方していますが，これら 4 つの事項を外来受診の際，特に脱水などのトラブルが起きやすい投与開始から 1 ヵ月以内を中心に繰り返しお願いした結果，幸いにもいまだ 1 例の死亡例も経験していません．

　ちなみに…「四つのお願い」といえば，昭和歌謡の歌手，ちあきなおみさんの歌のタイトルでもありますね．かの歌では，「やさしく愛して，わがまま言わせて，さみしくさせないで，誰にも秘密にしてね」といじらしくお願いされちゃいましたが，筆者からのお願いはもうちょっとドライですね．

d 心血管イベント既往のある人への投与について

　SGLT2 阻害薬による二次予防患者での心血管イベント抑制に関するいくつかの大規模スタディの成績[2,3] が出ているにもかかわらず，本チャートにおける使用条件に「心血管イベントの既往がないもの」とあるのはなぜでしょうか．

　SGLT2 阻害薬は「4 つのお願い」にも凝縮されているように，たとえば「DPP-4 阻害薬」のような系統薬と比べると，投与開始時の注意事項がやや多い薬剤です．また個人的にも，脳梗塞既往者において SGLT2 阻害薬投与中に

軽い再発を起こした症例を数例経験しました．また最近の NMA（Network Meta-Analysis）によると，どうやら SGLT2 阻害薬は一次予防患者でも心血管予防イベント効果が期待できそうです[4,5]．さらに本チャートはあくまでも「糖尿病非専門」の先生方にお使いいただくという最大のコンセプトがあり，その安全性と実用性を優先させて，「心血管イベントの既往がないもの」という使用条件をあえて付けることにしたのです．

しかし，この点については今後，新たなエビデンスや使用経験の蓄積とともに，再考する必要が生じるかもしれません．

文献

1) 日本老年医学会・日本糖尿病学会（編・著）：高齢者糖尿病診療ガイドライン 2017, p45-47, 南江堂, 東京, 2017

2) Zinman B et al：EMPA-REG OUTCOME Investigators Empagliflozin, Cardiovascular Outcomes, and Mortality in Type 2 Diabetes. N Engl J Med **373**：2117-2128, 2015

3) Neal B et al：CANVAS Program Collaborative Group Canagliflozin and Cardiovascular and Renal Events in Type 2 Diabetes. N Engl J Med **377**：644-657, 2017

4) Kosiborod M et al：CVD-REAL Investigators and Study Group：Lower Risk of heart failure and death in patients initiated on sodium-glucose cotransporter-2 inhibitors versus other glucose-lowering drugs：the CVD-REAL Study（comparative effectiveness of cardiovascular outcomes in new users of sodium-glucose cotransporter-2 inhibitors）. Circulation **136**：249-259, 2017

5) Birkeland KI et al：Cardiovascular mortality and morbidity in patients with type 2 diabetes following initiation of sodium-glucose co-transporter-2 inhibitors versus other glucose-lowering drugs（CVD-REAL Nordic）：a multinational observational analysis. Lancet Diabetes Endocrinol **5**：709-717, 2017

6) Vasilakou D et al：Sodium glucose cotransporter 2 inhibitors for type 2 diabetes：a systematic review and meta-analysis. Ann Intern Med **159**：262–274, 2013

7) Musso G et al：A novel approach to control hyperglycemia in type 2 diabetes：sodium glucose co-transport（SGLT）inhibitors：systematic review and meta-analysis of randomized trials. Ann Med **44**：375-393, 2012

8) Yamout H et al：Efficacy and safety of canagliflozin in patients with type 2 diabetes and stage 3 nephropathy. Am J Nephrol **40**：64-74, 2014

9) SGLT2 阻害薬の適正使用に関する Recommendation, 2016 年 5 月 12 日改訂

10) 小川純人：サルコペニアを起こさないための SGLT2 阻害薬の使い方．Diabetes Update **5**（2）：38-41, 2016

5 「STEP5」でBOTを行う際のポイント ～「3-3-1調節法」を活用する～

開始時のインスリンの単位数は？

BOTを行う際，持効型溶解インスリンの量は何単位から開始すればよいでしょうか．

筆者らは，持効型溶解インスリンのひとつであるインスリンデグルデグ（商品名：トレシーバ注®）を用いて新規にBOTが開始された65歳以上の高齢者約100例を対象に開始時のインスリン単位を後ろ向きに調査しました．その結果，3～4単位が7割前後を占め，BOT開始後半年間のカルテ記載上の低血糖は軽症の2例のみで重症例は皆無でした[1]．そこで，本チャートにおける持効型溶解インスリン開始量の目安は安全性と簡便性を重視して「2～4単位」と定めました．ちなみに当院では，外来にてBOTを導入した患者では，必ず翌日に電話連絡をとり，正しくインスリン注射ができたかを確認し，1～2週間以内に再診予約をとり，手技と低血糖の有無の確認を行っています．また血糖自己測定（Self-Monitoring of Blood Glucose：SMBG）は必ずしもインスリン導入当日から行っておらず，患者のインスリン自己注射手技の達成度を見定めながら，BOT開始からだいたい1～2ヵ月以内に導入するようにしています．インリン注射指導はあくまでも患者の理解力と実践力に合わせてあせらずに粘り強く行うことが何より大切です．

血糖自己測定（SMBG）を行うべき時間帯は？

では，SMBGを行う時間帯は何時にすべきでしょうか．現在市販されている持効型溶解インスリンには，以下4種類があります．

❶ インスリングラルギンU100（商品名：ランタス®注，インスリングラルギンBS注®）

❷ インスリンデテミル（商品名：レベミル®注）

❸ インスリングラルギン U300（商品名：ランタス®XR 注）

❹ インスリンデグルデク（商品名：トレシーバ®注）

　そして，これらは 24 時間確実には作用が持続しない「第 1 世代」，すなわち，❶インスリングラルギン U100（24 時間前後）❷インスリンデテミル（作用時間 20 〜 24 時間）と，ほぼ確実に 24 時間以上作用が持続する「第 2 世代」，すなわち❸インスリングラルギン U300（24 〜 28 時間），❹インスリンデグルデク（30 〜 42 時間）の 2 群に大きく分けることができます（図 6）．

　「第 2 世代」は，1 日 1 回で確実に 24 時間以上作用を持続させる必要がある内因性インスリン分泌能が低下したやせ型の 2 型糖尿病患者に適しています．その他の 2 型糖尿病患者で，夜間の無自覚性低血糖[2] が危惧される場合は「第 1 世代」の朝 1 回投与がより適切な投与法になります．

　これらのインスリンの効果をより適切かつ簡便に 1 回の SMBG で評価できる時間帯は以下のようになります．

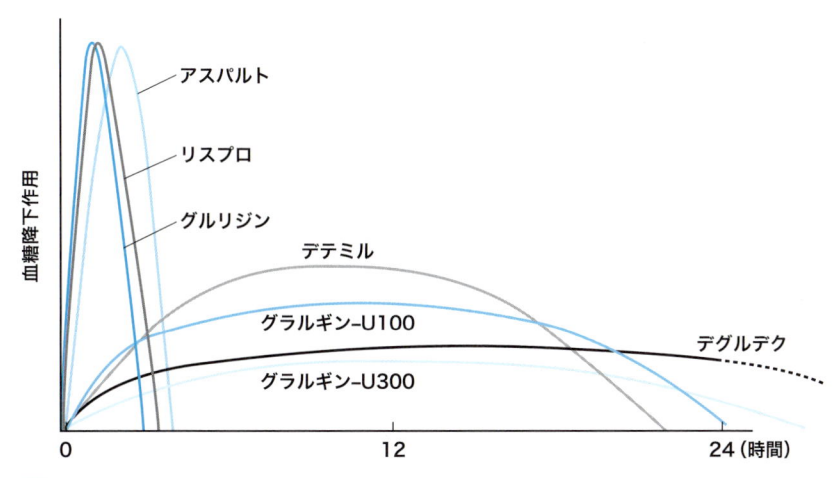

図6 持効型および超速効型インスリン製剤の作用動態（イメージ図）

（McMahon GT et al：N Engl J Med **357**, 1759-1761, 2007 を参考に著者作成）

「第 1 世代」を使用する場合	朝食前 1 回注射の場合 ➡夕食前の SMBG 値で評価 夕食前〜眠前注射の場合 ➡朝食前の SMBG 値で評価
「第 2 世代」を使用する場合	朝食前 1 回注射の場合 ➡朝食前の SMBG 値で評価 夕前〜眠前注射の場合 ➡夕前〜眠前あるいは朝食前の SMBG 値で評価

ただし，夕食前〜眠前の SMBG 値で評価する場合は食事の影響を最小限に抑えるため，昼食〜夕食および夕食〜眠前は最低 4 時間以上時間が空いていることが必要条件になります．

血糖値の到達目標とインスリン量の調節法は？

a 血糖値の到達目標

Tanaka ら[3] は，新規に診断された日本人 2 型糖尿病 2,213 例の糖負荷試験の結果，空腹時血糖値が 110 mg/dL を超えると食後の内因性インスリン分泌が著しく減少することを報告しました．その一方で，2 型糖尿病患者において空腹時血糖値が 70 〜 100 mg/dL である正常群と 126 mg/dL 以上の群を比較すると，後者では心血管イベントのリスクが約 1.89 倍，がんによる死亡リスクが 1.39 倍高いことも示されています[4]．

これらの事実を合わせて考えると，2 型糖尿病患者の空腹時血糖値は少なくとも 100 〜 120 mg/dL 未満に抑えることが望ましいといえそうです．

b インスリンの調整法—3-3-1 調節法

では，どのようにしてこのレベルまで空腹時血糖値の調節を行っていくのが

よいのでしょうか.

　そもそも BOT は Fix Fasting First（FFF）（メモ 1），すなわち空腹時血糖値のコントロールを最優先にした治療法です．そこで筆者らは現在，簡便かつ有用な FFF の実現を目指す持効型溶解インスリン量の調節法として，主に「3-3-1 調節法」[5,6]を採用しています（表 4）．とてもシンプルな調節法ですが，この方法を正しく実践すれば朝食前血糖値 100 mg/dL 前後への改善が期待できます．

　ただし，低血糖リスクの高い高齢者や血管合併症を有する患者の場合は，特に夜間の無自覚性低血糖を回避する意味から，増量の基準を 120 〜 140 mg/dL 程度に緩和するほうが安全です．

3-3-1 調節法でも効果不十分なら？

　3-3-1 調節法を用いても HbA1c 7.5％以上が続き，特に食後高血糖の管理が困難な場合は，チャートに沿って，各食前に超速効型インスリンを追加投与して「頻回インスリン療法」へ移行するか，もしくは「DPP-4 阻害薬」を中止し「GLP-1 受容体作動薬（GLP-1RA）」を併用して，いわゆる BPT（Basal-supported Prandial GLP-1RA Therapy）へ移行すべきかを検討することになります．

 まとめ

☑ **BOT 開始時の持効型溶解インスリンは「2 〜 4 単位」.**

☑ **3-3-1 調整法で空腹時血糖値 100 〜 120 mg/dL 未満を目指そう！**

 表 4　3-3-1 調節法について

以下の方法で朝のインスリン（トレシーバ®またはランタス®XR）の量を自己調節する.
1）朝食前血糖値が 3 日続けて 3 桁（100 以上）なら持効型インスリンを 1 単位増量する（3-3-1 調節法）.
　＊ただし，増量の基準は患者の病態により 110 mg/dL または 120 mg/dL に変更可
2）血糖値が 80 未満に 1 度でもなった場合は 2 単位減量する.
ただし，本法を用いると，比較的急速に血糖値が改善するため，増殖性網膜症がないことを必ず確認してから実施することが必要

✎ メモ 1 : Fix Fasting First（FFF）とは？

　糖尿病治療の際の血糖コントロールは「まず朝食前血糖値を 100 〜 130 mg/dL 前後にコントロールすることから開始すべき」とする考え方です．2003 年以降，グラルギンなどの安定した血中動態をもつ持効型インスリンが発売されてから，FFF が容易になり世界的な広まりをみせました．FFF によってブドウ糖毒性が解除されると，食後血糖値の改善にもつながることが知られています（Diabetes Care **34**：2048-2053, 2011）．

文献

1) 中田竜一ほか：当院における高齢糖尿病患者に対するインスリンデグルデグの使用状況について，第 59 回日本糖尿病学会年次学術集会
2) Chow E et al：Risk of cardiac arrhythmias during hypoglycemia in patients with type 2 diabetes and cardiovascular risk. Diabetes **63**：1738-1747, 2014
3) Tanaka Y et al：Usefulness of revised fasting plasma glucose criterion and characteristics of the insulin response to an oral glucose load in newly diagnosed Japanese diabetic subjects.Diabetes Care **21**：1133-1137, 1998
4) Emerging Risk Factors Collaboration, Sarwar N et al：Diabetes mellitus, fasting blood glucose concentration, and risk of vascular disease：a collaborative meta-analysis of 102 prospective studies. Lancet **375**（9733）：2215-2222, 2010
5) 保坂利男ほか：BOT（Basal-supported Oral Therapy）療法の課題と今後の展望—基礎インスリン導入時における 3-3-1 調節法について．新薬と臨 **63**（6）：3-9, 2014
6) Furukawa KD et al：Simple insulin dose adjustment using 3-3-1 algorithm in Japanese patients with type 2 diabetes：Start Kanazawa Study（Self-Titration Aggressive Algorithm with Glargine Trial）. J Diabetes Mellitus **6**：197-203, 2016

6 専門医へコンサルトする タイミングは？

　「はじめに」でも述べたように，本チャートをつくった最大の目的は「シームレスにつながる糖尿病の連携体制を構築すること」でした．したがって，本チャートを用いて糖尿病診療を行う中で，専門医に紹介するタイミングを病診間で共有することは極めて重要です．

　筆者としては，本チャートの基本的な流れに沿って，経口薬の併用からBOT に至るまで，できる限り非専門医の先生方に対応をお願いしたいと考えています．そのうえで本チャートでは目安として専門医へコンサルトすべきタイミングを以下の 3 つの ＊印で示しています．

【専門医へコンサルトすべきタイミング】

❶ BOT の前後で，その他の経口薬（すなわち α-GI，TZD，グリニド薬）の使用が必要と考えられた場合．
❷ BOT の前後で，GLP-1 受容体作動薬の使用が必要と考えられた場合．
❸ BOT 開始後でも HbA1c 7.5％以上が続き，頻回インスリン療法への移行が必要と考えられた場合．

　各々における紹介の理由としては，以下の点が挙げられます．
❶ 食後高血糖を中心とした血糖変動パターンの評価と，SU 薬から α-GI やグリニド薬への変更など，ポリファーマシーの問題も含めて経口薬全体の再構成が必要になる．
❷ 血糖変動パターンの評価を含めて GLP-1 受容体作動薬の必要性と有効性の評価および消化器症状を中心とした忍容性の評価が必要になる．
❸ 正しい血糖変動パターンの評価と頻回注射移行後の SMBG に基づくインスリン調整法の再指導が必要になる．

ただし，これらの条件を満たした場合でも単に「基本治療の不履行」や「経口薬やインスリン注射へのアドヒアランス不良」などが血糖コントロール不良の主な原因となっていることがあります．このような状況であっても，基本治療の再指導や内服・注射療法の必要性を再確認する意味で，入院精査が望ましい場合が多く，やはり専門施設へのコンサルトが必要です．

　いずれにせよ，治療の過程で対応に行き詰まった際は，この3つのタイミングのみに拘泥せず，患者の病態悪化を防ぐために遅滞なく専門医の意見を仰いでいただきたいと思います．

第2章

深読み番度チャート！

~誰でもできる2型糖尿病治療を目指して~

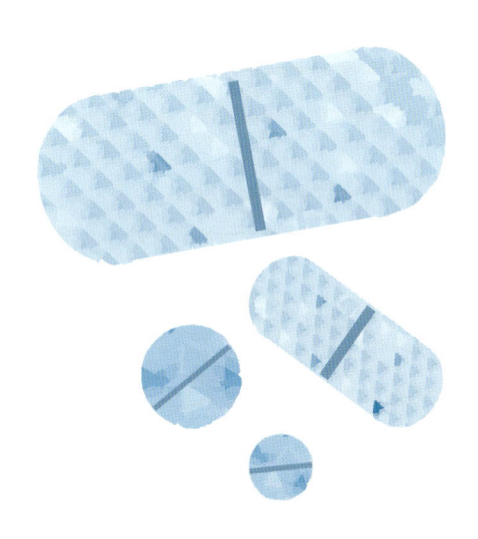

1 基本コンセプトは「非専門医でも外さない薬物治療ができること」

2004 年 8 月発行の「生活習慣病ガイドライン第 1 版」(通称「青本」) に掲載された「2 型糖尿病の診療ガイドライン」は，その後の DPP-4 阻害薬やインスリンアナログ製剤の発売などにより，すでに「時代遅れの産物」となり，特にインスリン治療のパートは，その複雑さゆえ，ほとんどの地域では活用されないまま，気がつけばただの「絵に描いた餅」に終わっていました．この苦い経験を踏まえ，新たなチャートづくりに関しては，「非専門医の先生方に安心してご使用いただける有効性と安全性および実用性を兼ね備えた実践的治療指針になるように」気を配りました．具体的には，下記の条件を満たすものが望ましいと考えました．

【糖尿病非専門医のための薬剤選択チャート作成の最優先条件】

❶ 一定の血糖降下作用が期待できる．
❷ 低血糖や体重増加を起こしにくい．
❸ 服薬アドヒアランスが担保されている．
❹ コスト面でも容認できる．

特に❶と❷は薬を使用する順番を決める際の最優先項目と考えました．ただし仮にこのような条件を備えた治療チャートをつくった場合，一部の専門医の先生方から「この状況なら，私なら別の薬を使うね．この薬のほうが使い慣れているし個人的にも信頼性が高いからね」というようなご意見が出ると思います．その先生の豊かな経験と患者との信頼関係の上に築かれた方法であれば，それはまさに正鵠を得た治療法であり，おそらく患者にとって将来的にも有益な治療選択肢になり得るものと思います．

ただし，本チャートはあくまでも「糖尿病を専門としない先生方向けにつく

るチャート」であり，特別な経験や治療テクニックがなければ実践できない内容では「実用性」の面で大きな問題が生じてしまいます．また，あまり治療の樹形図が複雑になりすぎると，またしてもかつての青本と同じ「絵に描いた餅」に終わりかねません．

　そこで，本チャートは，2型糖尿病治療経験の浅い非専門医の方々が，このチャートに沿って治療した場合に，専門医あるいは糖尿病治療経験の豊かな先生方から，「おまえは何という変わった治療をしているんだ！」といわれない，少なくとも「非専門医でも"外さない"薬物治療ができること」にまず主眼を置きました．しかしながら，この百花繚乱の様相を呈する糖尿病治療薬の世界において，この基本コンセプトを貫徹することは必ずしも容易ではありませんでした．

2 すべての糖尿病薬を点数化すると… 〜ファーストラインドラッグは何か？〜

　チャートを作成する際に，まず大切なことは「ファーストラインドラッグ（第一選択薬）を何に決めるか」です．この選択を誤ると，本来患者中心となるべきチャート自体の価値が大きく損なわれてしまいます．

　筆者はまず第一選択薬としての必要条件は，血糖降下作用をはじめとしたおおよそ下記の7項目だと考えました．

❶ 一定の血糖降下作用が期待できる．
❷ 低血糖を起こしにくい．
❸ 体重増加をきたしにくい．
❹ 心血管イベントの発症・進展抑制が期待できる．
❺ 服薬アドヒアランスが確保できる．
❻ 長期の安全性を有する．
❼ コスト面で容認できる．

　従来にない新しい作用メカニズムをもつ「インクレチン関連薬」のひとつである「DPP-4阻害薬」が世に出てまだ日が浅い2010年当時，筆者は当時使用可能であった糖尿病治療薬を上記の7項目に①β細胞保護，②食後過血糖改善作用，③他薬剤との併用効果，の3項目を加えて計10項目で評価してみました（表1）．すなわち，これら10の視点から，独断と偏見も交えて各薬剤を「大変よい」を2点，「よい」を1点，「あまりよくない」を0点，「悪い」を−1点と判定して点数化してみたのです．

　その結果は表に示すとおりで，ダントツで1位にランクインしたのがBG薬であるメトホルミンの11点でした．各項目別にみると，食後過血糖改善作用や服薬アドヒアランスは「あまりよくない」といまひとつながら，体重への作

用，合併症予防のエビデンス，コスト面で「大変よい」と高い評価を得て，高得点につながっていました．一方，2位にランクインしたのが，驚くべきことに発売間もない DPP-4 阻害薬の 8 点だったのです．同様に各項目ごとにみると，「大変よい」は 1 項目もないものの，長期安全性とコスト以外はすべて「よい」で，全体的にバランスよく安定した高得点を稼ぎ出していることがわかります．

　偶然にも，メトホルミンは主に「インスリン抵抗性」に，かたや DPP-4 阻害薬は主に「インスリン分泌系」に働く薬剤です．さらに先に述べた最優先条件である，①一定の血糖降下作用が期待できる，②低血糖や体重増加を起こしにくい，の 2 条件をこれらの 2 薬剤はともに備えています．筆者は迷わずに，「第一選択薬はこの 2 薬剤で決まりだ」と考えました．

表1 糖尿病薬の 10 項目における 4 段階評価（まとめ）

	B細胞保護	HbA1c低下作用	食後過血糖改善作用	体重への作用	低血糖リスク	他薬剤との併用効果	長期安全性	合併症予防のEBM	服薬アドヒアランス	コスト	総合**評価
SU薬	△	◎	△	△	×	○	○	○	○	○	6
グリニド薬	△	○	○	○	△	△	○	△	△	○	4
DPP-4阻害薬	○	○	○	○	○	○	△	○	○	△	8
BG薬	○	○	△	◎	○	○	○	◎	△	◎	11
α-GI薬	○	△	◎	◎	○	○	○	○	×	△	6
チアゾリジン薬	○	△	△	△	○	○	△	△	△	△	5
GLP-1受容体作動薬	○	◎	○	◎	○	○	△	△	△	×	7
インスリン	○	◎	○*	△	×	○	○	○	△	△	6

◎大変よい（2点）　○よい（1点）　△あまりよくない（0点）　×悪い（-1点）
*速効型，超速効型のみ　**上記点数の合計点

3 インスリン分泌不全と抵抗性の鑑別指標

　このような経緯で第一選択薬としての素質を備えた2薬剤はめでたく決まったものの，目の前の患者にこの2薬剤のうちどちらを最初に処方すべきかが次に問題になります．幸いにも，DPP-4阻害薬は主に「インスリン分泌系」に，かたやメトホルミンは主に「インスリン抵抗性」に働く薬剤です．そこで筆者は，「インスリン分泌不全」が主な病態である患者にはDPP-4阻害薬を，「インスリン抵抗性」が主な病態である患者にはメトホルミンをまず処方すべきと単純に考えました．

　ただし，ここで問題になるのが，両者を簡便に見分ける指標を何にするかです．まず頭に浮かんだのはインスリン分泌能の指標である「HOMA-β（ホーマ・ベータ）＝［空腹時インスリン値（μU/mL）× 360］÷［空腹時血糖値（mg/dL）－ 63］とインスリン抵抗性の指標である「HOMA-IR（ホーマ・アイアール）＝空腹時インスリン値（μU/mL）×空腹時血糖値（mg/dL）÷ 405」でした．これらをうまく組み合わせれば，かなりの正確さで両者の鑑別ができるのでは，と考えたのです．ただし，これらの数値を得るためには，①外来でインスリンを含めた空腹時採血を行う必要があること，②空腹時血糖値が140 mg/dLを超える症例では，「ブトウ糖毒性」（p38，メモ2）によって二次的にインスリン分泌不全と抵抗性が起こるため，両者とも過小評価される可能性があること，などの問題がありました．さらに，このような一見煩雑にみえる指標をチャートに取り入れたとたんに，その簡便性と実用性が一気に損なわれてしまい，また以前の青本と同じような運命をたどるのではないか，という懸念もありました．

そこで次に，もっと単純に身長と体重だけで計算できる体格指数［BMI ＝ 体重（kg）÷身長（m）÷身長（m）］を用いてザックリと２つの病態の鑑別が行えないか，ということを考えました．筆者らは 2011 年当時，132 例の２型糖尿病患者にシタグリプチンを投与した後ろ向き解析のデータから本薬の HbA1c 低下効果が BMI の有意な影響を受け，肥満者，特に BMI 25 以上の患者では明らかに減弱することを見出していました（図 1）[1]．同時にメトホルミン 1,000 mg/ 日を用いた筆者らの解析[2] では，本薬の HbA1c 低下効果は BMI の影響を受けにくい，すなわち肥満者でも非肥満者と同様に有効性が期待できることを確認していました．その一方で，国際的にわれわれ日本人が糖尿病になりやすい BMI のカットポイントは 23 前後であることが知られていました[3,4]．加えて，筆者が在住する北陸地区では，女性を中心に BMI 24 前後から高血圧や中性脂肪など，いわゆるインスリン抵抗性を示唆する危険因子の合併頻度が有意に増加することもわかっていました[5,6]．

　筆者はこれらの結果を踏まえ，最終的にエイヤッと「BMI 24」で両病態を分けようという考えに到達しました．経験的にも「BMI 24」前後（身長 170cm の方で 69.3 kg）で「太っているかどうか」をザックリと判断するのはさほど違和感がないように思われました．すなわち目の前にいる患者が BMI 24 未満の場合は「インスリン分泌不全」が主な病態であると判断し，まず「DPP-4 阻害薬」を，BMI 24 以上の場合は「インスリン抵抗性」が主な病態であると判断し，まず「メトホルミン」を投与するという考え方です．粗削りですが，これで本チャートの薬物療法の入り口部分をなんとか組み立てることができました．

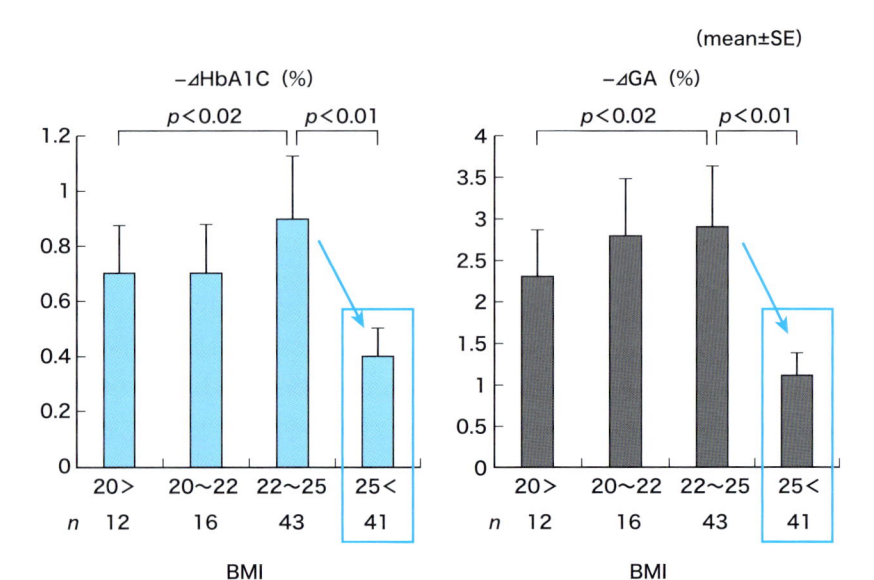

図1 BMI別にみた血糖コントロール指標の変化量（3ヵ月間：n = 132）

✎ メモ2：ブトウ糖毒性とは？

「持続する高血糖が生体に及ぼす悪影響（毒性）」を意味する言葉です．

広義には，血管障害（網膜症，神経障害，腎症，動脈硬化症），発がんなどの高血糖により発症頻度が高まる，いわゆる合併症すべてを含みます．一方，狭義には「血糖値が高いこと自体が膵 β 細胞を破壊してインスリン分泌を低下させてしまうことと，肝臓や筋肉でのインスリン抵抗性をもたらすこと」を意味します．ブトウ糖毒性により血糖値は直線的ではなく，指数関数的に上昇します．このため血糖値は膵 β 細胞が残存しているより早期からしっかりと管理することが大切なのです．

文献

1) Bando Y et al：Obesity may attenuate the HbA1c-lowering effect of sitagliptin in Japanese type 2 diabetic patients. J Diabetes Investig **3**（2）：170-174, 2012
2) 番度行弘ほか：メトホルミン 1,000 mg/ 日への増量による HbA1c および GA 低下効果とその寄与因子に関する解析．Diabetes Frontier **23**：473-476
3) WHO Expert Consultation：Appropriate body-mass index for Asian populations and its implications for policy and intervention strategies. Lancet **363**：157-163, 2004
4) Hsu WC et al：BMI cut points to identify at-risk Asian Americans for type 2 diabetes screening. Diabetes Care **38**：150-158, 2015
5) Sakurai M et al：Gender differences in the association between anthropometric indices of obesity and blood pressure in Japanese. Hypertens Res **29**（2）：75-80, 2006
6) Sakurai M et al：BMI may be better than waist circumference for defining metabolic syndrome in Japanese women. Diabetes Care **31**（3）：e12, 2008

4 DPP-4阻害薬と メトホルミンは 「最高の相棒」！

　さて，上記の BMI 24 をカットオフ値として，DPP-4阻害薬あるいはメトホルミン単剤投与から始め，忍容性をみながら可能な範囲で各薬剤を増量した場合でも，第一目標である HbA1c 7.0%未満に到達できなかった場合はどうすればよいでしょうか．次にこの点が問題になりました．日常臨床の現場でも単剤投与のみで目標値を達成されている患者はとても少なく，専門施設という特殊性はありますが，筆者自らの外来患者で調べた結果でも単剤投与者は全体のわずか1割強にすぎませんでした（図2）．すなわち2型糖尿病患者は経過とともにその多くが薬剤の併用が必要になるのです．

　では第一選択薬のみでは血糖コントロールが不十分な場合，第二選択薬（セカンドラインドラッグ）は何を選ぶべきか．これは同時に2本の枝に分かれた

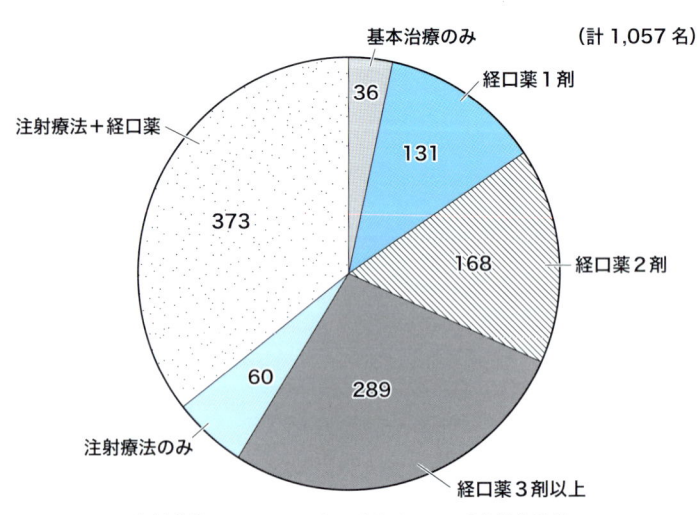

* 注射療法：インスリンもしくは GLP-1 受容体作動薬

図2 筆者の外来通院2型糖尿病患者の治療内容の内訳（計 1,057 名）

チャートの樹形図をさらに複雑に枝分かれさせるのか，1本のままで延長させるのか，はたまた再び1本の枝に結び直すのか，という問題にもつながっていきます．

　筆者は，2009年12月にDPP-4阻害薬が発売される約1年前に，東京でとある専門医の先生から「近いうちに内因性のインクレチン効果を増強させるDPP-4阻害薬という大変ユニークな経口薬が使えるようになる」ということをお聞きして大変興奮し，そのベストパートナーは当時からすでに筆者が汎用していた「メトホルミン」に違いない，と固く信じて疑いませんでした．その理由は，① DPP-4阻害薬は「インスリン分泌系」に働き，メトホルミンは「インスリン抵抗性」に働く薬剤であり，そのためこれらを併用することにより相加的な血糖降下効果が期待できるであろうこと，②両薬剤とも「無理やり」（血糖非依存性に）血糖値を下げる作用をもたないため，併用による重篤な低血糖の危険が少ないであろうこと，③体重が増加しにくい組み合わせであること，④膵β細胞にもおそらく保護的に働くであろうこと，などでした．

　ところがその後,両薬剤の「相性のよさ」をさらに補強するような成績が次々と報告されることになります．まず①メトホルミンには腸管の胆汁酸トランスポーターの抑制を介して，腸管内の胆汁酸濃度を上昇させ，これが下部腸管のL細胞を刺激して，活性をもった内因性 GLP-1 の分泌を高めること[1]，②メトホルミンには膵臓β細胞膜上の GLP-1 および GIP 受容体の遺伝子発現を増加させる働きがあること[1]（これらの働きにDPP-4阻害薬の作用を重ね合わせると，GLP-1 の作用カスケードは相乗的に活性化することが期待できます），③メトホルミンは mTOR 経路の抑制を介して発がん抑制効果が示唆されており，動物実験で DPP-4阻害薬による膵管細胞の増殖性変化がメトホルミンによってほぼ完全に抑制されたこと[2]，④デンマークでの4万例以上の2型糖尿病患者を用いた後ろ向き解析においてメトホルミンと DPP-4阻害薬の併用療法が他の SU 薬や GLP-1 受容体作動薬，インスリンとの併用療法に比して，総死亡率や心血管死亡率が最も低率であり，本併用療法が延命効果をもつ可能性が示唆されたこと[3]，などです．

表2 DPP-4阻害薬とメトホルミンが「最高の相棒」である理由（まとめ）

1) 各々の作用機序より一定のHbA1c低下（1.5～2.0%前後）効果が期待できる.
2) インクレチン作用を相補的に増強し，相加あるいは相乗的な血糖低下作用が期待できる.
3) 低血糖や体重増加が少ない.
4) 心血管イベント抑制さらに生存率の延伸が期待できる.
5) 相補的な膵β細胞保護効果が期待できる.
6) 膵がんを始めとしたがん発症リスクを相殺する可能性がある？
7) 1日2回までの服用回数で実施可能である.
8) 消化器症状を除いて比較的副作用が少ない.
9) コスト的に容認できる.

　これらのデータと実地臨床の経験からメトホルミンとDPP-4阻害薬はまさに「最高の相棒」だ，と改めて確信するに至ったのでした．これによってチャートの2本に分かれた枝を，次の段階で再び1本の枝に結び直すことが決定しました．すなわち，第一選択薬が「DPP-4阻害薬」であった場合の第二選択薬は「メトホルミン」であり，反対に第一選択薬が「メトホルミン」であった場合の第二選択薬は「DPP-4阻害薬」ということで落ち着いたわけです（表2）．

　ちなみに，筆者は当時放映されていたテレビドラマ「相棒」の大ファンであり，お互いの欠点を補いながらも長所を伸ばし合うメトホルミンとDPP-4阻害薬を「最高の相棒」と名づけたのには，実はこのテレビドラマの影響が大いにあったのでした．

文献

1) Maida A et al：Metformin regulates the incretin receptor axis via a pathway dependent on peroxisome proliferator-activated receptor-α in mice. Diabetologia **54**：339-349, 2011

2) Matveyenko AV et al：Beneficial endocrine but adverse exocrine effects of sitagliptin in the human islet amyloid polypeptide transgenic rat model of type 2 diabetes：interactions with metformin. Diabetes **58**：1604-1615, 2009

3) Mogensen UM et al：Cardiovascular safety of combination therapies with incretin-based drugs and metformin compared with a combination of metformin and sulphonylurea in type 2 diabetes mellitus-a retrospective nationwide study. Diabetes Obes Metab **16**：1001-1008, 2014

5 SU 薬を安全に開始する ための HbA1c は？

さて，筆者は既述の「最高の相棒」を用いて，血糖値が目標に到達できれば，患者にとっても，またわれわれ医療サイドにとっても，この上ない幸せだと思っていました．なぜなら，これらの併用のみであれば低血糖や体重増加などを特段に気にすることなく，膵保護や心血管イベント抑制などもそれなりに期待しながら比較的平穏に2型糖尿病の治療を継続することができると考えたからです．しかしながら，前項で掲載した「筆者の外来通院2型糖尿病患者の治療内容の内訳」(p40，図2) をもう一度見直してみると，薬物治療のみに限定した場合，頭一つ抜けて多いのが「経口薬3剤以上」の群であることがわかります．すなわち，2型糖尿病患者は経過とともにその多くが3剤目の薬剤併用が必要になるのです．では第三選択薬（サードラインドラッグ）としてはいったいどの薬剤が望ましいのでしょうか．

ちなみに…2010年当時 SGLT2 阻害薬はまだ発売されておらず，この時点で選択できる経口薬は SU 薬，α-GI，グリニド薬，TZD の4系統薬だけでした．

筆者は本チャートをつくる最初の段階から，SU 薬だけはできるだけその使用を後回しにしたいと考えていました．その理由は，やはり重症低血糖の多さ，体重の増加，さらには膵β細胞が疲弊していくことへの懸念でした．

筆者らの施設で2008年から5年間に重症低血糖で救急搬送された糖尿病患者の使用薬剤を調査したところ，70歳前後と比較的ご高齢の患者が多く，インスリンを除いた経口薬ではそのほとんどがSU薬内服中の患者でした（表3）．

しかし，SU 薬をサードラインドラッグとして採用せざるを得ない大きな事情がありました．それは，SU 薬がもつ安価で確実な HbA1c 低下作用だけでなく，当時，実地臨床の先生方は SU 薬を最も頻用されており，とても使い慣れていた，ということです．このため，もし本チャートの主要な薬剤リストから本系統薬を外してしまうと，本チャートの実用性が損なわれ，この時点で「絵

表3 当院救急外来へ重症低血糖で来院した糖尿病患者像
（2008年4月〜2013年3月：$n = 78$）

血糖値（mg/dL）		33.2 ± 10.2	
年齢（年）		70.4 ± 14.1	
罹病期間（年）		16.4 ± 13.0	
病型	1型7名	2型64名	その他7名
HbA1c（%）		6.7 ± 1.2	
グリコアルブミン（%）		21.1 ± 6.4	
インスリン単独		47.4%（37名）	
インスリン＋1剤		12.8%（10名）	
インスリン＋2剤		1.3%（1名）	
インスリン＋3剤		1.3%（1名）	
SU薬単独		9.0%（7名）	
SU薬＋1剤		19.2%（15名）	
SU薬＋2剤		6.4%（5名）	
SU薬＋3剤		1.3%（1名）	
グリニド薬＋1剤		1.3%（1名）	

mean ± SD

に描いた餅」に終わってしまう公算が極めて高かったのです.

　そこで，あえてSU薬を第三選択薬の座に据える代わりに，その使用量を「少量〜中等量」に限定しよう，と考えました．実際，SU薬の中等量と高用量ではHbA1c低下効果には大きな違いはなく，同時に使用量が増加すればするほど，膵β細胞の疲弊（アポトーシス）も進行することが知られています．DPP-4阻害薬の発売当時，SU薬への上乗せで大きな問題になった重症低血糖も，DPP-4阻害薬を使用したうえで，後付けで少量〜中等量のSU薬を追加した場合は，その発現頻度が著減することを筆者は自らの実地臨床経験から感じ取っていました．

　では，ここでいうSU薬の「少量〜中等量」とはどの程度の量なのでしょうか．それは「グリメピリドなら0.5〜1.0 mg/日，グリクラジドなら20〜40 mg/日」程度を想定しています．すなわち，前者の場合は0.5 mg/日から始めて最高1.0 mg/日まで，後者の場合は20 mg/日から始めて40 mg/日までということになります．

　さて，次に大きな問題となったのは，HbA1cでいくつ以上が続いた時点で

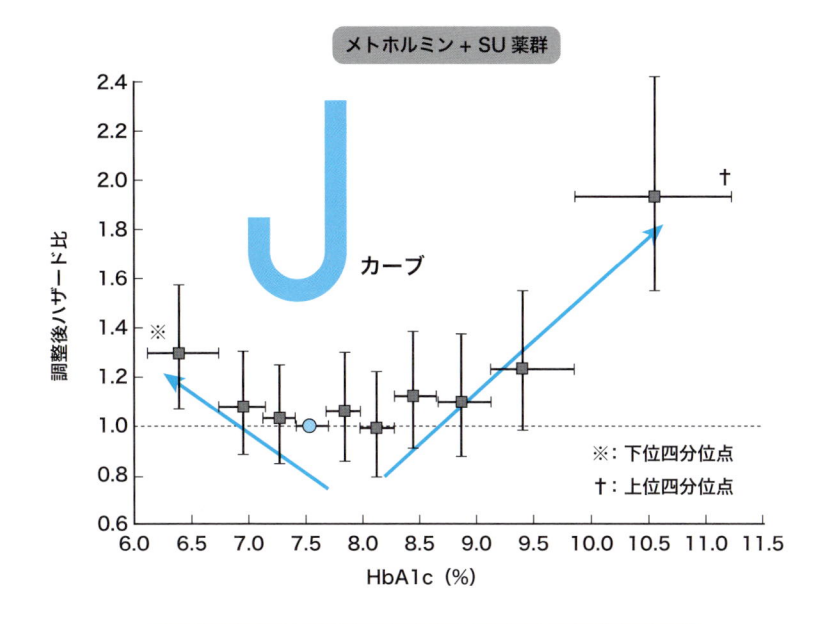

メトホルミン + SU 薬群

※：下位四分位点
†：上位四分位点

HbA1c（NGSP値）7.5%で最も死亡リスクが低かった！

図3 HbA1c 値 と 総死亡の関係

（文献1より引用）

SU薬の使用に踏み切るか，です．単に HbA1c 7%以上とするのは，特に高齢者で多い重症低血糖を考えると，やや低すぎる印象がありました．偶然にも 2010 年当時，英国から HbA1c と総死亡に関する大変興味深い報告が出されました．それはメトホルミンと SU薬を併用していた 2型糖尿病患者約 25,000 例の 22 年間にわたる後ろ向き解析研究でした．結果は HbA1c 7.5%前後が最も死亡率が低く，それ以上でも，またそれ以下でも死亡率が上昇する，いわゆる「Jカーブ」を描くという成績でした（**図3**）[1]．そこで，筆者の経験値からみても納得できるこの「HbA1c 7.5%以上」という数値を少量の SU薬開始の指標として採用しようと決めました．さらに，経口薬間にメリハリをつけるという意味で，特に「メトホルミン」，「DPP-4 阻害薬」，「少量の SU薬」の 3 薬を本チャートにおける「2型糖尿病の基本薬」としてラインナップすることにしたのです．

文献

1) Currie CJ et al：Survival as a function of HbA（1c）in people with type 2 diabetes：
   a retrospective cohort study. Lancet **375**（9713）：481-489, 2010

6 BOT を開始すべき HbA1c は？

　さて，「最高の相棒」の後付けで「少量〜中等量の SU 薬」を追加するという 3 剤併用を行っても十分な血糖コントロールが得られない場合はどうすればよいでしょうか．

　さらに他系統の経口薬を用いて飲み薬だけで粘るべきか，あるいはインスリン注射に踏み切るべきか．経口薬の最終手段ともいえる「SU 薬」というカードを切った後で，さらに確実な HbA1c の低下を期待するなら，やはり残るのは「インスリン注射」だと筆者は考えました．ただし，実際の臨床現場では，患者にインスリン注射をなかなか受け入れてもらえず，やむなく SU 薬を最大用量まで増やしたり，α-GI や TZD（ピオグリタゾン）の併用を試みる場合も多く見受けられます．しかし，これらの方法では，最終的に膵 β 細胞の疲弊を早めたり，服薬アドヒアランスの問題や肥満や浮腫などの副作用の面で，とても非専門医の先生方に自信をもってお勧めできる方法とはいえません．これらはあくまで治療オプションとすべきであり，やはり主流はインスリン注射の追加だと筆者は考えたのです．

　そして次に，インスリンを新しく始める際，最も簡便，確実かつ安全に血糖値を低下させることができるインスリン注射法は何か，が大きな問題になりました．ほんの 6 〜 7 年前までは，現順天堂大学名誉教授の河盛隆造先生や現東邦大学教授の弘世貴久先生の教えに従って，インスリン注射は迷うことなく超速効型インスリン毎食直前 3 回注射法を用いて，その多くは外来で導入していました．この注射法は，①食直前に注射が可能，②低血糖（特に夜間）が少ない，③動脈硬化症の大きな原因と考えられている食後高血糖を改善する，④少々食事時間がずれても大丈夫など，多くのメリットがあると考えられていたからです[1]．

　しかし，2008 年に英国からまずアポロ研究（APOLLO study）が発表され，

超速効型インスリン毎食直前 3 回注射法と持効型溶解インスリン 1 回注射法間で HbA1c の低下率にほとんど差がないばかりか，前者より後者のほうが，①食後を中心とした低血糖の頻度が少ないこと，② SMBG とこれに基づく血糖自己調整法が簡便であること，③患者満足度の面で明らかに優れていることが報告されました[2]．さらにその翌年，4-T 研究（4-T study）の 3 年間の最終結果が NEJM 誌に報告されました[3]．ここでは食直前 3 回注射法と持効型溶解インスリン 1 回注射法でのインスリン導入を比較した場合，両群間で HbA1c の低下には最終的に差は出なかったものの（図 4A），体重増加と低血糖の少なさでは，後者が前者を明らかに上回っていました（図 4B，C）．

　ここにきて，それまでの超速効型インスリン毎食直前 3 回注射法によるインスリン導入法から，持効型溶解インスリン 1 回注射法，すなわち Basal supported Oral Therapy（BOT）を用いた導入法へ大きく舵を切ることが迫られました．BOT という時代の潮流は予想以上に大きく，簡便性と安全性をコンセプトに据える本チャートでもこの BOT を 3 剤併用後の次の一手として採用することを決定しました．

　そこで問題となったのは，HbA1c でいくつ以上が続いた時点でこの BOT に踏み切るか，です．単に HbA1c 7.5%以上とするのは，実際の臨床現場でイン

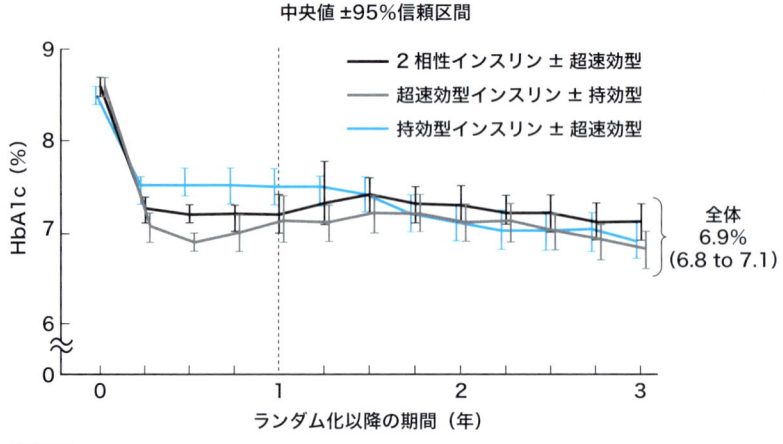

図 4A　3 年間における HbA1c の推移（4-T 研究）

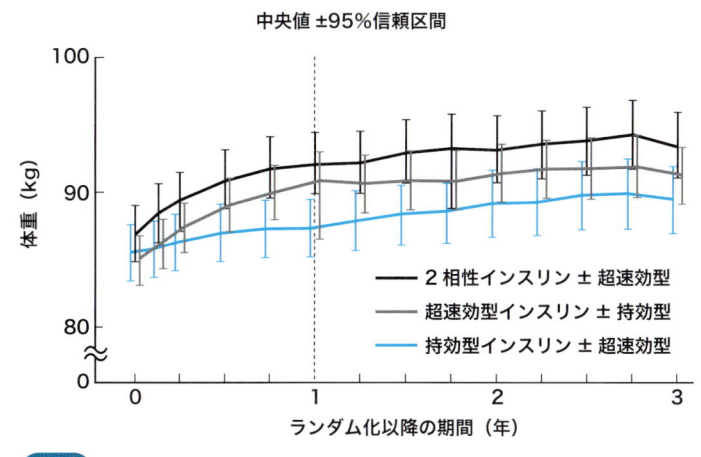

中央値 ±95％信頼区間

図 4B 3 年間における体重の推移（4-T 研究）

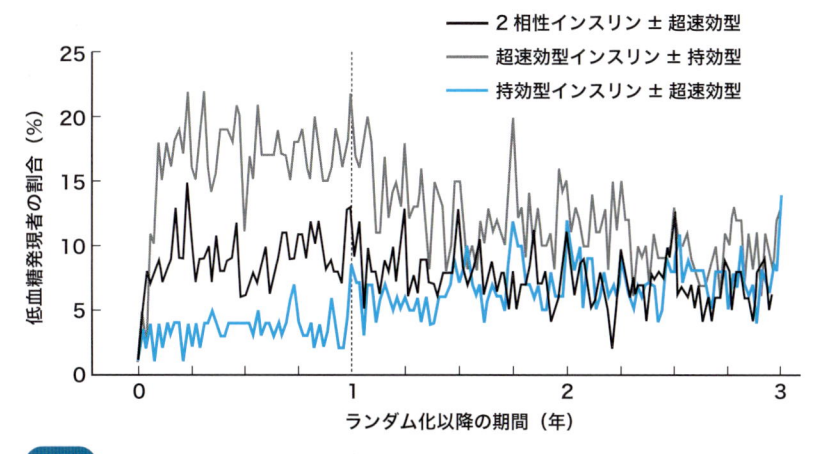

図 4C 3 年間における低血糖（グレード 2 以上）の発現頻度の推移（4-T 研究）

スリン導入が行われている 9.0％前後という値からすると[4]，さすがに低すぎる印象がありました．

2003 年に米国から出された論文によると HbA1c への食後血糖値に対する空腹時血糖値の寄与度が 50％を超す値は 8.0％前後であることがすでに知られていました[5]（図 5）．

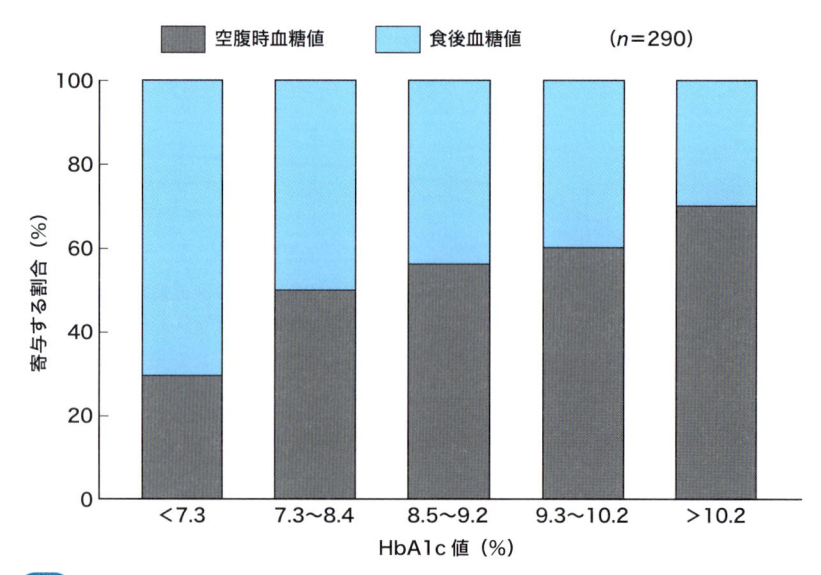

図5 2型糖尿病患者さんのHbA1c値に対する空腹時血糖値と食後血糖値の影響

（文献5を参考に著者作成）

　その後，2011年，持効型溶解インスリン製剤「インスリングラルギン」の特定使用成績調査であるALOHA研究の成績が報告されました[6]．本研究では，経口血糖降下薬を12週以上服用しているHbA1c 8.0％以上の日本人2型糖尿病患者約5,200例に対して，持効型溶解インスリンであるグラルギン1日1回を24週投与した結果，投与前には9.1％だったHbA1c値が最終評価時には7.6％まで低下する一方で，体重増加は約0.8 kgにとどまり，低血糖は約1％，そのうち重篤な低血糖は約0.1％の発現率にとどまっていました．さらにこれらの調査に参加した医師の8割近くが非専門医の先生方であったことも注目に値しました．筆者はこれらの成績を踏まえて，対象となった「HbA1c 8.0％以上」という数値をBOT開始の指標として本チャートに採用することを決めました．

　ただし，この時点ではALOHA研究の対象患者のほとんどがDPP-4阻害薬未使用者であることが少し気がかりでした．その後，約60％がDPP-4阻害薬を内服しているHbA1c 8.0％以上の日本人2型糖尿病患者約1,600例に対して，インスリングラルギンを24週投与したALOHA 2研究の成績が報告されまし

た[7]．結果は，投与前には 9.6％だった HbA1c 値が最終評価時には 7.9％まで低下しただけでなく，食後血糖値が ALOHA 研究の 61.0 mg/dL に対してさらに 74.5 mg/dL まで低下していました．この成績は持効型溶解インスリンと DPP-4 阻害薬の併用がもたらすさらなる食後高血糖改善効果を示唆するものと考えられました．一方，この際，体重増加は約 0.5 kg，重篤な低血糖の発現率は約 0.4％と許容範囲内にとどまっていました．これで DPP-4 阻害薬投与下において「HbA1c 8.0％以上で BOT を開始する」妥当性がさらに裏付けられる結果となりました．

文献

1) 弘世貴久：これなら簡単 今すぐできる外来インスリン導入，メディカルレビュー社，2007

2) Bretzel RG et al：Once-daily basal insulin glargine versus thrice-daily prandial insulin lispro in people with type 2 diabetes on oral hypoglycaemic agents (APOLLO)：an open randomised controlled trial. Lancet **371**：1073-1084, 2008

3) Holman RR, et al. ; 4-T Study Group：Three-year efficacy of complex insulin regimens in type 2 diabetes. N Engl J Med **361**：1736-1747, 2009

4) 吉岡成人ほか：インスリン治療への心理的抵抗をどう乗り切るか？ Pharma Medica **25**（3）：117-119,2007

5) Monnier L et al：Contributions of fasting and postprandial plasma glucose increments to the overall diurnal hyperglycemia of type 2 diabetic patients：variations with increasing levels of HbA1c. Diabetes Care **26**（3）：881-885, 2003

6) 大谷哲也，伊藤孝幸：インスリングラルギンを用いた BOT（Basal supported Oral Therapy）の安全性・有効性の検討（ALOHA Study）ランタス特定使用成績調査「経口血糖降下薬との併用に関する調査（2 型糖尿病）」の結果から 新薬と臨床 **60**：458-475, 2011

7) Kobayashi M et al：Safety and efficacy of combination therapy with insulin glargine and oral hypoglycaemic agents including DPP-4 inhibitors in Japanese T2DM patients：ALOHA 2 Study, a post-marketing surveillance for Lantus[®]. Diabetes Mellitus **4**：273-289, 2014

7 SGLT2阻害薬をどこに位置づけるか〜新チャートの誕生〜

このように，独断と偏見を交えながらも2010年にできあがったのが，最初の「番度チャート（旧チャート）」でした（図6）．このチャートは公表後に比較的使いやすいという評価をいただき，地域でもかなり利用していただきました．ところが，2014年4月に「SGLT2阻害薬」というまったく新しいジャンルの経口血糖降下薬が発売されることになり，本チャートの有効性が乏しくなる可能性が出てきました．そこで，SGLT2阻害薬が発売される約3ヵ月前の2014年のお正月休みを利用して「新チャート」づくりに取り組みました．ここでの唯一かつ最大の課題は，この「SGLT2阻害薬」という未知の薬剤をチャートのどこに位置づけるかということでした．

本薬は近位尿細管に高発現するSGLT2を選択的に阻害することにより尿糖排泄を高め，血糖値のみならず，体重減少をも期待しうる腎臓をターゲットとしたまったく新しい作用メカニズムをもつ薬剤です．発売以前からSGLT2阻害薬の臨床効果に関するデータをチェックしたところ，まず以下のことがわかりました．

❶ 1日1回の服用でHbA1cの低下作用はSU薬と同等かそれ以上であること[1]
❷ インスリン非依存性に血糖値を低下させるため単独投与では重篤な低血糖を起こしにくく，膵β保護作用が期待できること[2]
❸ 内臓脂肪を中心に[3]体重を平均2kg前後低下させる効果があること[2,4]
❹ 血圧[2,4]，尿酸値[5]を低下させる力があること
❺ 副作用として浸透圧利尿に基づく脱水，尿糖増加に基づく尿路感染症や生殖器感染症を増加させること[4,5]
❻ 「糸球体からブドウ糖を濾過する」ことが作用発現の原動力とな

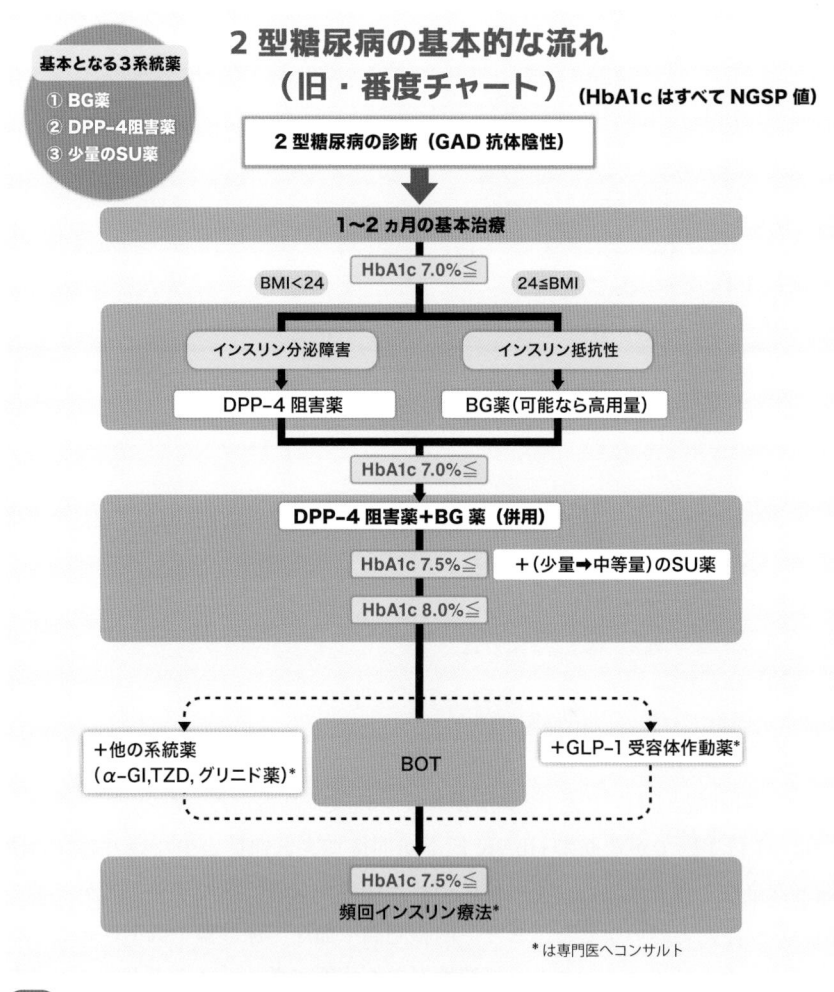

2型糖尿病の基本的な流れ
（旧・番度チャート） (HbA1c はすべて NGSP 値)

基本となる3系統薬
① BG薬
② DPP-4阻害薬
③ 少量のSU薬

2型糖尿病の診断（GAD 抗体陰性）

1～2ヵ月の基本治療

BMI<24 　　HbA1c 7.0%≦　　24≦BMI

インスリン分泌障害　　　　インスリン抵抗性

DPP-4 阻害薬　　　　BG薬（可能なら高用量）

HbA1c 7.0%≦

DPP-4 阻害薬＋BG 薬（併用）

HbA1c 7.5%≦　　＋（少量➡中等量）のSU薬

HbA1c 8.0%≦

＋他の系統薬
（α-GI,TZD,グリニド薬）*

BOT

＋GLP-1 受容体作動薬*

HbA1c 7.5%≦
頻回インスリン療法*

*は専門医へコンサルト

図6 2型糖尿病治療の基本的な流れ（旧・番度チャート）

るため，eGFR 50 未満の患者ではその HbA1c 低下作用が明らかに減弱すること

　これらの特徴をもとに SGLT2 阻害薬に関しても p35，表 1 で行ったのと同様に計 10 項目での評価を行ってみました．すると，その合計点はなんと

第2章

深読み番度チャート！　〜誰でもできる2型糖尿病治療を目指して〜

表4 全糖尿病薬の10項目における4段階評価（まとめ）

	B細胞保護	HbA1c低下作用	食後過血糖改善作用	体重への作用	低血糖リスク	他薬剤との併用効果	長期安全性	合併症予防のEBM	服薬アドヒアランス	コスト	総合**評価
SGLT2阻害薬	○	○	○	◎	○	○	△	△	○	△	(8)
SU薬	△	◎	△	△	×	○	○	○	○	○	6
グリニド薬	△	○	○	○	△	△	○	△	△	○	4
DPP-4阻害薬	○	○	○	○	○	○	○	△	○	△	(8)
BG薬	○	○	△	○	○	○	◎	◎	△	◎	(11)
α-GI薬	○	△	○	◎	○	○	△	○	×	△	6
チアゾリジン薬	○	△	△	○	○	△	△	△	○	△	5
GLP-1受容体作動薬	○	◎	○	◎	○	△	△	△	△	×	7
インスリン	○	◎	○*	△	×	○	○	○	△	△	6

◎大変よい（2点） ○よい（1点） △あまりよくない（0点） ×悪い（－1点）
*速効型，超速効型のみ　**上記点数の合計点

DPP-4阻害薬と同じ「8点」とメトホルミンに次ぐ高得点だったのです（**表4**）．特に，1日1回でかなりのHbA1c低下が期待でき低血糖が少ないという簡便性と安全性を考えた場合，その位置づけは明らかにSU薬より早いステージで用いるべきだと思いました．また，内臓肥満や血圧，尿酸値を低下させるというユニークな効果はインスリン抵抗性が主な病態である「メタボタイプの患者によい適応である」と感じました．その一方で，腎機能が悪く，口渇感を自覚しにくく脱水になりやすい，また心血管イベントの既往がある高齢者ではまず積極的な使用を避けるべきと考えました．

　これらを総合して，SGLT2阻害薬は「最高の相棒」を用いた後，HbA1c7.0％未満が得られない場合で，特にBMI 24以上，かつ①口渇感が自覚でき，

② eGFR 50 mL/ 分 /1.73m^2 以上で，③心血管イベントの既往がないもの，という条件下で，第三選択薬とすることに決定しました．それでも HbA1c 7.5% 以上の場合は少量だけ SU 薬を追加し，これでもだめなら BOT へ移行することにしました．そして，このルートをたどれない患者はすべて旧チャートに沿って，「少量〜中等量の SU 薬」を第三選択薬として用いるという従来のルートをたどることにしました．これによって「最高の相棒」によっていったん 1 本に結び直された枝はここで再び 2 本の枝に分かれ，そして BOT によって再び 1 本の枝に結び直されることになりました．

こうして「新チャート」は「SGLT2 阻害薬」発売前に一応の完成をみることができたのです．

文献

1) Cefalu WT et al：Efficacy and safety of canagliflozin versus glimepiride in patients with type 2 diabetes inadequately controlled with metformin（CANTATA-SU）：52 week results from a randomised, double-blind, phase 3 non-inferiority trial. Lancet **382**：941-950, 2013

2) Cuypers J et al：SGLT2-inhibitors：a novel class for the treatment of type 2 diabetes introduction of SGLT2-inhibitors in clinical practice. Acta Clin Belg **68**：287-293, 2013

3) Bolinder J et al：Effects of dapagliflozin on body weight, total fat mass, and regional adipose tissue distribution in patients with type 2 diabetes mellitus with inadequate glycemic control on metformin. J Clin Endocrinol Metab **97**：1020-1031, 2012

4) Vasilakou D et al：Sodium glucose cotransporter 2 inhibitors for type 2 diabetes：a systematic review and meta-analysis. Ann Intern Med **159**：262-274, 2013

5) Musso G et al：A novel approach to control hyperglycemia in type 2 diabetes：sodium glucose co-transport（SGLT）inhibitors：systematic review and meta-analysis of randomized trials. Ann Med **44**：375-393, 2012

6) Yamout H et al：Efficacy and safety of canagliflozin in patients with type 2 diabetes and stage 3 nephropathy. Am J Nephrol **40**：64-74, 2014

第3章
番度チャートを使いこなそう！

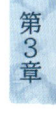
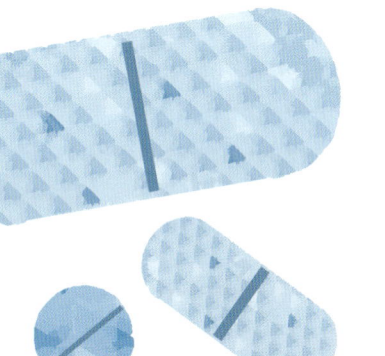

まず2型糖尿病かどうかを確認する ～抗GAD抗体チェックの重要性～

a 2型糖尿病を示唆する所見とは？

　本チャートは2型糖尿病患者を対象としてつくられたものなので，まず目の前にいる患者が，「2型糖尿病」であるかどうかをしっかりと見極めることが大切です．2型糖尿病の診断は，糖尿病状態であることに加えて，まず「1型糖尿病」と重症慢性膵炎や膵がん，ステロイド糖尿病などの「その他の特定の機序，疾患によるもの」を除外することが不可欠です．

　このため，状況により腹部CT検査などを行う場合もあります．特に「1型糖尿病」との鑑別は，その後の治療方針を大きく左右する場合が多いので重要な鑑別診断のプロセスになります．

　2型糖尿病を示唆する一般的な所見として以下のものを挙げることができますが，どれも決定的なものではありません．
❶ 血族に2型糖尿病患者がいる．
❷ 肥満歴がある．
❸ メタボリックシンドロームや脂肪肝の合併がある．
❹ HOMA-IR が2.5以上である．
❺ 食後1～2時間Cペプチド（CPR）3.0 ng/mL 以上である．

　それは内因性インスリン分泌能（自己の膵 β 細胞がインスリンを分

泌する力）が保たれた，一見「2 型糖尿病」と思われる患者の中に，「緩徐進行型の 1 型糖尿病」（slowly progressive type 1 DM）が 3 〜 5%前後隠れている可能性があるからです．

b 「隠れ 1 型糖尿病」患者を見つけ出せ！

このいわゆる「隠れ 1 型糖尿病」患者を見つけ出すのに最も適した検査が，ほかならぬ「抗 GAD 抗体」です．抗 GAD 抗体は成人における 1 型糖尿病の発症直後には約 60 〜 80%で検出されるとされ[1]，「隠れ 1 型糖尿病」患者でも発症早期には 70 〜 80%の頻度で認められるとされています[2]．ただし，発症後経過とともに抗体価が低下し，発症 5 年を過ぎると陽性率は 50%以下，10 年を超えると 20%前後にまで低下するといわれています．現在使用されている酵素免疫測定法（ELISA，製品名 GADAb ELISA「コスミック」）での正常範囲は 5.0 U/mL 未満です．

低抗体価（5.0 〜 9.9 U/mL）をどう判断するかは議論が分かれるところですが，少なくとも 10.0 U/mL 以上なら「確実に陽性」であり，この時点で「1 型糖尿病（正確には自己免疫性 1 型糖尿病）」の診断を確定することができます．1 型糖尿病では，早急な強化インスリン療法の導入が必要になる場合がありますので，早めに専門医療機関へ紹介することをお勧めします．

一方，抗 GAD 抗体が陰性の場合は，ひとまず「2 型糖尿病」と考えて，本チャートの次のステップに進むことができます．いずれにせよ糖尿病状態が確認された時点で，できるだけ早い時期に抗 GAD 抗体の測定を必ず一度は行っていただくことをお勧めします．

c 抗 GAD 抗体検査は，必ず結果の確認を

さらに付け加えますと，この検査は外注検査になるため，その場ですぐには結果がわからず，数日後に結果が戻ってきます．お恥ずかしい話

ですが，筆者は 2 型糖尿病と診断し，経口薬の多剤併用を始めた後に，電子カルテのチェックを行っていた病棟担当の薬剤師から，抗 GAD 抗体が強陽性であることを知らされ，慌てて経口薬からインスリン 4 回注射療法に切り替え，その際の患者説明にひと苦労したという苦い経験があります．

当たり前の話ですが，抗 GAD 抗体検査は決してやりっぱなしにすることなく，必ずその結果を自分の目で確認することが必要なのです．

患者さんの「勘違い」を正して，できる限り基本療法を実践してもらう

a 食べ物に対する「勘違い」をしていないか？

本チャートは主に 2 型糖尿病患者の薬物の使い方について述べた内容になっていますが，2 型糖尿病の治療の根幹は食事・運動・生活療法といった「基本治療」であることを決して忘れてはいけません．

したがって，本チャートで薬物療法を始める前，または治療経過中に薬物治療がうまくいかない場合には，これら基本治療が十分に行われているかについて繰り返し評価・指導を行う必要があります．

たとえば，HbA1c 10%超で初めて医療機関を受診した 2 型糖尿病患者でも，外来で比較的短時間の生活指導を行うだけで，1 週間後の入院の際には，すでに食前血糖値が 100 mg/dL 前後まで顕著に改善している例を時折みかけることがあります．これらの患者の多くは，単に炭水化物や動物性脂肪を中心とした食事量が多いだけでなく，食べ物に対する「勘違い」をしている方がほとんどです（表1）．

なかでも多い「勘違い」のひとつが，夏場などに「果物やスポーツドリンク，果汁飲料などを水分，ミネラル，ビタミン補給などによいと信じて大量に摂取している場合」です．

このような患者さんには

● 果物の中身は砂糖（ブドウ糖＋果糖）と水分，すなわち「砂糖の水菓子」であることを伝え，量は1日こぶし1個分（ミカン小1個程度＋柿半分程度）までとし，特に脂肪に変わりやすい夕方以降の摂取を避け，日中に食べるように指導します．

● もし可能であれば，すべての果物を野菜に変更するように指導します．

● スポーツドリンク，たとえばポカリスエット®は6.7％の糖質を含み，この濃度は正常血糖100 mg/dL（0.1％）の実に67倍に相当すること，さらに果汁100％ジュースは10％以上（正常血糖の100倍以上）の糖質を含むことを伝えます．

その他,「メロンパンなどの菓子パン（1個当たり砂糖10～15 g含有）をパンと同じ成分と考え，主食替わりに食べる」，「ピーナッツ（100 g当たり585 kcal）を豆と考え，大量に"ながら食い"をする」，「野菜は体によいと考えて大量のオイルドレッシング（10 gで約40 kcal）をかけて食べる」なども挙げられます（**表1**）．

表1 よく見受けられる食事に対する患者の「勘違い」（例）

1	果物やスポーツドリンクを水分，ミネラル，ビタミン補給等によいと信じて夏場などに大量摂取する
2	菓子パン（1個当たり砂糖10～15 g含有）をパンと同じ成分と考え，主食替わりに食べる
3	ピーナッツ（100 g当たり585 kcal）を豆と考え，大量にながら食いする
4	野菜は体によいと考えて大量のオイルドレッシング（10 gで約40 kcal）をかけたり，かき揚げ（100 g当たり約240 kcal）などにして摂取する
5	そうめん（100 g当たり約127 kcal）やはるさめ（100 g当たり約340 kcal）を水に近い食材と考え，夏場などに大量摂取する
6	牛乳（200 mL当たり134 kcal）は体によいと考えて，毎食時に1本以上飲用する

など

これらに対しては

● 「菓子パン」はあくまで「パンの形をしたお菓子」であり，できるだけ食物繊維を多く含むライ麦パンやふすまパンなどに切り替える.

● ピーナッツの成分はほとんどが脂肪であり30粒のカロリーはほぼごはん軽く1杯分に相当するので食べ過ぎに注意する.

● ドレッシングは極力ノンオイルドレッシングに変更する.

ことなどを指導します.

このように，われわれ医療者が最初に行うべきことは，「患者の食事に対する勘違いをひとつひとつ正していくこと」です．これがツボを得た場合，血糖値は一気に改善する可能性が高まります.

b 「勘違い」がなくなった後も生活習慣の改善を

次に，これらの勘違いがある程度是正された後でも，歪んだ生活習慣をできるだけ，より根本から改善していく努力が必要です．特に，内臓肥満やインスリン抵抗性（筋肉や肝臓でインスリンの効きが悪い状態）を引き起こしやすい「夕食の食べ方」は重要です（表2）.

ただし，長い間培われた食習慣を改めるのは決して容易ではなく，最初から仕事や家庭の都合で改善が難しい場合や，いったん改善しても，また元の悪い習慣に戻ってしまう場合も多く見受けられます．しかしこのような場合でも，患者の生活状況に応じた粘り強い生活指導の継続を決して諦めるべきではありません.

表2 生活習慣改善のポイント（全10項目）

1	「炭水化物の重ね食い」（ごはん＋ラーメンなど）を避け，主食は1食当たり1種類のみを原則とする．目安はごはん軽く1杯〜1.5杯，六切食パン1枚〜1枚半）程度とする
2	夕食は就寝までに最低3時間は空け，できるだけ早い時間に済ませる．理想は6時まで．夕食がどうしても遅くしかとれない場合は，おにぎりなどで炭水化物を夕方早い時間にとり，帰宅後は野菜やたんぱく質（おかず類）など食物繊維を中心とした血糖値が上昇しにくいものをとる．就寝前の炭水化物摂取は極力避ける
3	おかずは動物性脂肪の多い，牛肉，豚肉，赤身の魚を控え，植物性の豆腐，納豆，豆類，脂質の少ない青魚や，皮を除いた鶏肉を中心とする
4	脂質はオリーブオイルを中心に植物性のものを主に用いる
5	食べ方は，野菜→おかず→主食の順番で「三角食べ」とし，1口最低20回以上噛む．また5，6口食べたら10秒前後箸を置き，しっかりと噛む（箸置き法）．1食当たり最低15〜20分以上の時間をかける
6	食後30〜60分以降に運動を行い，食後の血糖上昇を抑える．理想は5分前後のレジスタンス運動プラス20分前後の有酸素運動（早歩きなど）だが，5分程度の速歩や体操程度でも血糖低下効果あり．何より，「こまめに体を動かすこと」が大切
7	高血圧合併者では減塩指導を徹底する（梅干し，味噌汁，漬物，醤油，汁類の制限など）
8	原則禁酒が望ましいが，1日日本酒換算1合，週5日までとし，できるだけ糖質の少ない蒸留酒（薄目のウイスキー，焼酎など）や低糖質ビールなどを用いる
9	暑い日を中心に，最低1〜2時間にコップ1杯（約180 mL前後）の水分をこまめに補給する
10	できるだけ規則正しい生活を送り，7時間前後の睡眠時間を確保する．特に肥満者では毎日決められた時間（入浴時など）に体重測定を行い記録する

c　いよいよチャートを使って薬物療法！

　さて，これらの指導を行って1〜2ヵ月が経過してもHbA1c 7%以上が続く場合は，本チャートに沿って，いよいよ経口薬による薬物治療を開始する段階に入ります．

　ただし，患者の中には，基本療法の実践を最初から諦めていて，初診の時点で薬の処方を希望する方もいらっしゃいます．この傾向は働き盛

りで生活が不規則な独身や単身赴任の男性患者などに多く見受けられます．このような場合には生活指導のみに固執するのではなく，先述の「勘違い」の是正や，可能な範囲での生活指導を粘り強く行うとともに，少量のメトホルミンやDPP-4阻害薬を投与して定期通院を促し，まず治療中断を防ぐことも大切です．

文献

1) Kawasaki E：Type 1 diabetes and autoimmunity. Clin Pediatr Endocrinol **23**：99-105, 2014
2) 田中晶一郎ほか：緩徐進行1型糖尿病（SPIDDM）の診断基準（2012）─1型糖尿病調査研究委員会（緩徐進行1型糖尿病分科会）報告．糖尿病 **56**：590-597, 2013

2 番度チャートを用いた治療の実際 〜バーチャル症例クイズ〜

Q1　薬剤選択を見極める！ 〜糖尿病薬の慎重投与と禁忌〜

Case 1 76歳，男性，無職

近医にて空腹時血糖値 119 mg/dL，食後 2 時間血糖値 268 mg/dL，HbA1c 8.3 ％を指摘されたため来院．身長 165 cm，体重 75.2 kg，血圧 142/80 mmHg，血清クレアチニン 1.4 mg/dL，尿蛋白＋1，20 年前に大腸がん手術，5 年前に腸閉塞，3 年前に急性心筋梗塞と心不全の既往あり．現在，アスピリンと ACE 阻害薬，Ca 拮抗薬，利尿薬を内服中で，心電図では広範囲前壁梗塞（陳旧性）と心室性不整脈の所見を認めた．肝機能，眼底所見は異常なし．

Question

本症例の病態から，第一選択の経口薬として最も推奨できる薬剤は次のうちどれでしょうか？（カッコ内は一般名と薬効分類）

a）アマリール®（グリメピリド，SU 薬）1 mg，1 日朝 1 回

b）メトグルコ®（メトホルミン塩酸塩，BG 薬）250 mg，1 日朝夕 2 回

c）アクトス®（ピオグリタゾン塩酸塩，TZD）15 mg，1 日朝 1 回

d）ジャヌビア®/グラクティブ®（シタグリプチンリン酸塩水和物，DPP-4 阻害薬）25 mg，1 日朝 1 回

e）ベイスン®（ボグリボース，α-GI）0.2 mg，1 日毎食直前 3 回

f）ルセフィ®（ルセオグリフロジン水和物，SGLT2 阻害薬）2.5 mg，1日朝1回

g）ザファテック®（トレラグリプチンコハク酸塩，持続性 DPP-4 阻害薬）100 mg，週1回朝

 まず何を考えるか？

本症例の病態上の特徴をまとめてみると，

❶ 肥満を伴った高齢患者

❷ 空腹時血糖は低目で，食後過血糖が目立つ

❸ 腎機能障害（eGFR 38.7 mL/分/1.73 m²，高血圧，蛋白尿）を合併

❹ 虚血性心疾患（心筋梗塞と心不全の既往）を合併

❺ 大腸がん術後で腸閉塞の既往あり

となります．

ここで，選択肢に挙げられた7薬剤の本症例と関係した慎重投与，禁忌について考えてみます（表3）.

 Answer ＆ 解説

まず，選択肢 a は，②低血糖，③腎機能障害があるため，用いるのであれば 0.5 mg から開始するのが基本となります．選択肢 b は①高齢，②腎機能障害，④心疾患合併から，慎重投与〜投与禁忌です．同様の理由から c も投与禁忌となります．選択肢 e は⑤腹部手術，腸閉塞既往があるため慎重投与ですが，多剤併用中の高齢症例でもあるため服薬アドヒアランスのうえで大きな問題があります．選択肢 f は eGFR 値よりあまり効果が期待できません．選択肢 g は腎排泄性のため使用するなら 50 mg が適量です．最後に選択肢 d は腎より代謝される薬剤ですが，投与量が 25 mg/日と適正に調節されており投与可能です．ただし，⑤腹部手術，腸閉塞既往があるため慎重投与になります．

表3 選択肢7薬剤の呈示症例における慎重投与と禁忌（添付文書より）

一般名	商品名	副作用	慎重投与	禁忌
a. グリメピリド	アマリール など	低血糖 体重増加	腎機能障害 高齢者	重篤な腎障害
b. メトホルミン	メトグルコ メデット など	乳酸アシドーシス	eGFR 30〜45 mL/分/1.73 m² 高齢者（75歳以上）	心筋梗塞 心不全
c. ピオグリタゾン	アクトス	心不全 浮腫 体重増加	心不全のおそれ 腎機能障害 高齢者	心不全 （既往を含む） 重篤な腎障害
d. シタグリプチン	ジャヌビア	低血糖（特にSU薬併用時） 肝障害	腎機能障害 腹部手術 腸閉塞の既往	高齢者
e. ボグリボース	ベイスン など	腹満 放屁 など	腹部手術 腸閉塞の既往 高齢者	
f. ルセオグリフロジン	ルセフィ	多尿，脱水 低血圧 尿路・生殖器 感染症	高齢者	高度腎機能障害
g. トレラグリプチン	ザファテック	低血糖（特にSU薬併用時） 肝障害 皮疹	腎機能障害 高齢者	高度腎機能障害 （eGFR 30＞）

> **Answer** d）ジャヌビア® / グラクティブ® 25 mg，1日1回

　この Case はかなり複雑な病態をもつ例ですが，特に多臓器障害を合併する高齢者の場合には，経口糖尿病薬の選択は自ずとこのような「ネガティブセレクション」を行わざるを得ないのが現状です．特に経口糖尿病薬は腎臓を主たる排泄経路とする薬剤が多いため，eGFR を用いた腎機能の評価は最重要事項になります．特に高齢者でチャートを用いる場合は，このプロセスを必ず一度

は踏むこと，また治療の途中で病態が変化した場合は，再評価を行うことが必要です．たとえば，本症例の場合，今後，eGFR が 30 mL/ 分 /1.73 m^2 未満に低下した際にはジャヌビア®/ グラクティブ® 12.5 mg，1 日 1 回へのさらなる減量か，腎排泄が主でない他薬（トラゼンタ®やテネリア®）への変更などが必要になります（p11，「第 1 章 -3」表 2 参照）．

各薬剤の添付文書に基づく主な慎重投与と禁忌を表 4 にまとめましたので参照してください．

表4 経口血糖降下薬の主な慎重投与と禁忌（添付文書に基づく）

スルホニル尿素薬	重篤な肝または腎機能障害患者には禁忌，高齢者には慎重投与，低血糖の発現に注意する
グリニド薬	高齢者，肝または腎機能障害患者には慎重に投与する（ナテグリニドは透析患者で禁忌）
α-グルコシダーゼ阻害薬	高齢者，重篤な肝または腎機能障害患者は慎重投与，腸閉塞および腹部手術の既往のある患者は慎重投与 または禁忌，肝機能検査を行う（アカルボース）
ビグアナイド薬	禁忌（基本的に乳酸アシドーシスになりやすい状態）：腎機能低下（特に eGFR 30 mL/ 分 /1.73 m^2 未満），重篤な肝機能障害・心・肺・循環器系疾患 アルコール依存症など．高齢者（特に 75 歳以上）は慎重投与
チアゾリジン薬	重篤な肝または腎機能障害患者，心不全（既往含む），膀胱がん患者は禁忌，高齢者には慎重投与
DPP-4 阻害薬	禁忌：重篤な肝機能障害患者；ビルダグリプチン，テネリグリプチンは慎重投与，腹部手術の既往または腸閉塞の既往のある患者は慎重投与
SGLT2 阻害薬	重篤な腎機能障害患者は禁忌，高齢者，やせた患者，尿路・生殖器感染症既往者，重篤な肝障害患者は慎重投与

POINT

☑ 臓器障害のある高齢者では，必ず eGFR を測定する！

☑ 投与開始後も，eGFR の変化に気をつけること．

☑ DPP-4 阻害薬は「eGFR = 30 ～ 50 mL/ 分 /1.73 m^2 未満」になったら適宜減量するか，腎排泄がメインでない薬剤（トラゼンタ®，テネリア®）に変更する．

Q2　ファーストラインドラッグ（第一選択薬）は何か？

Case 2　56歳，女性，会社員

健診で空腹時血糖 149 mg/dL，HbA1c 7.8％を指摘され来院．身長 156 cm，体重 60.5 kg，血清クレアチニン 0.7 mg/dL，尿蛋白，尿ケトン陰性，抗 GAD 抗体陰性．肝機能，胸部 X 線，心電図，眼底所見は異常なし．食事療法（1,400 kcal）および運動療法を指導した．2 ヵ月後の再診時，空腹時血糖 140 mg/dL，食後 2 時間血糖 251 mg/dL，HbA1c 7.4％，体重 59.0 kg であった．食事療法は守られている．

Question

本症例に対して第一選択薬として用いられるべき薬剤は次のうちどれでしょうか？

a) グリミクロン®（グリクラジド，SU薬）20 mg，1 日朝 1 回

b) メトグルコ®（メトホルミン塩酸塩，BG薬）250 mg，1 日朝夕 2 回

c) アクトス®（ピオグリタゾン塩酸塩，TZD）15 mg，1 日朝 1 回

d) テネリア®（テネリグリプチン臭化水素酸塩水和物，DPP-4 阻害薬）20 mg，1 日朝 1 回

e) シュアポスト®（レパグリニド，グリニド薬）0.25 mg，1 日毎食直前 3 回

f) スーグラ®（イプラグリフロジン L- プロリン，SGLT2 阻害薬）50 mg，1 日朝 1 回

まず何を考えるか？

　本症例の基本的な病態は軽度の肥満傾向を伴う2型糖尿病例であり，現時点では特に明らかな臓器障害は認めないようです．基本治療をそれなりに2ヵ月間行ったにもかかわらず，HbA1c は 7.4% と依然として不良であり，チャートに沿ってこの時点で薬物治療が必要と判断されます．

　本症例の場合，空腹時血糖値が 140 mg/dL，食後2時間血糖 251 mg/dL といずれも高値ですので，食前または食後血糖値を改善し，インスリン分泌を高めるか（インスリン分泌促進系），またはインスリン抵抗性を和らげる薬剤（インスリン抵抗性改善系），あるいは腸管や腎でのブドウ糖の吸収を調節する薬剤（糖吸収・排泄調節系），すなわち7系統の薬（p7，「第1章-2」参照）すべてが本症例の病態を改善させる可能性があります．したがって，実際には6つの選択肢すべてが使用可能といえそうです．ただし，本書ではあくまでも「番度チャートに沿って」考えたいと思います．

 ## Answer & 解説

　本症例は現時点で BMI = 24.9 kg/m^2 であり，チャートの「STEP2」で「24.0 ≦ BMI」に該当するため，bのメトグルコ®を第一選択薬として用いるということになります．

> **Answer**　b）メトグルコ® 250 mg，1日朝夕2回

　メトホルミンを投与する際は，以下の点をしっかりと伝えることが大切です．
　メトホルミンは効果持続のために「1日朝夕2回投与」が原則ですが[1,2]，飲み忘れてしまうこともよく経験します．たとえば朝飲み忘れた場合は，昼内服するように指導します．さらに夕食時間の遅れなどから夕方の内服を忘れてしまった場合には，夕方〜眠前の時間帯で必ず1回は内服するように指導しま

す[3]．このとき，夕方以降におけるメトホルミンの飲み忘れは夜間の肝からの糖放出を促し，翌朝に血糖を上昇させることから，1日全体の血糖プロファイルの悪化につながることを伝えましょう．

POINT

- ☑ メトホルミンは原則，朝夕2回投与から始める．
- ☑ 特に夕の服薬アドヒアランス低下に注意し，飲み忘れた際の対処法をあらかじめ患者に伝える．
- ☑ 脱水やアルコールの過剰摂取などに注意して乳酸アシドーシスの予防に努める．

文献

1）メトグルコ錠．医薬品インタビューフォーム，p 19-21
2）日本糖尿病学会（編）：糖尿病治療ガイド 2016-2017，文光堂，東京，p 48，2016
3）番度行弘：メトホルミン―服薬アドヒアランスを高めるために．糖尿病診療マスター 15：37-40，2017

第3章　番度チャートを使いこなそう！

Q3 セカンドラインドラッグ（第二選択薬）は何か？
～2点配置法と一極集中法～

Case 2 56歳，女性，会社員（Q2のつづき）

メトグルコ® 250 mg，朝夕2回を開始して，2ヵ月後にHbA1cはいったん6.8％まで低下したが，このころ会社の送別会や歓迎会などが重なり，再びHbA1cは7.8％へ上昇し，体重も61 kgへ増加した．その後，メトグルコ®を500 mg，朝夕2回まで増量したが，仕事のストレスや左膝の痛みによる運動量の減少などが重なり，HbA1cは2ヵ月以上7.5％前後を推移した．メトグルコ®の750 mg，朝夕2回への増量を勧めたが，本薬の内服後に時折胃部不快感や下痢傾向があり，これ以上の増量は困難とのことであった．

Question

本症例に対して第二選択薬として用いられるべき薬剤は次のうちどれでしょうか？

a) アマリール®（グリメピリド，SU薬）0.5 mg，1日朝1回

b) アクトス®（ピオグリタゾン塩酸塩，TZD）15 mg，1日朝1回

c) トラゼンタ®（リナグリプチン，DPP-4阻害薬）5 mg，1日朝1回

d) グルファスト®（ミチグリニドカルシウム，グリニド薬）0.25 mg，1日毎食直前3回

e) ジャディアンス®（エンパグリフロジン，SGLT2阻害薬）10 mg，1日朝1回

f) マリゼブ®（オマリグリプチン，持続性DPP-4阻害薬）25 mg，週1回朝

まず何を考えるか？

　p2,「第1章-1」および p10,「第1章-3」でも述べましたが，十分な血糖コントロールが得られない場合，メトホルミンは禁忌事項がなく忍容性が許す限り 1,000 mg/日を下限として，できるだけ高用量まで増量します．

　メトホルミンの忍容性を決定する最大の要因は，胃部不快感，吐き気，下痢といった消化器症状です．本症例の場合は，1,000 mg/日でこの消化器症状が出現しました．当然，外食などの食事療法の見直しも必要ですが，仕事上の付き合いでもあり，また左膝の痛みがあり運動療法もままなりません．この時点で他の薬効をもつ薬剤の追加が必要と判断しました．

Answer & 解説

　チャートに沿って進むと，STEP2 でメトホルミンを第一選択として用いた先には，STEP3 で「最高の相棒」である DPP-4 阻害薬が待っています（p40 参照）．

> Answer　c）トラゼンタ® 5 mg，1 日朝 1 回
> 　　　　　または
> 　　　　f）マリゼブ® 25 mg，週 1 回朝

a　どのDPP-4阻害薬を使用するか？

　DPP-4 阻害薬には1日1～2回製剤（daily 製剤）のみならず，持続性の週1回製剤（weekly 製剤）が2種類（ザファテック®とマリゼブ®）発売されています．これらは特に服薬アドヒアランス向上の面で有効性を発揮します．ただし，患者の中には1日1回製剤を好む方もいるため，どちらを用いるかは患者への説明と選択（informed choice）に委ねるべきと考えます．

b 「最高の相棒」の配合薬を利用した 2 点配置法と一極集中法

1) 2 点配置法とは？

　メトホルミンは作用時間が 6 〜 14 時間前後と短いため，効果を 1 日持続させるためには原則として 1 日 2 回以上の内服が必要です．このことを考えると，その相棒の DPP-4 阻害薬も「1 日 2 回投与のほうがむしろ処方しやすい」という発想が生まれます．これが「2 点配置法」の基本的な考え方です．すなわち，最初から内服は朝と夕の 2 点に配置して行います．ちなみに筆者らは以前，DPP-4 阻害薬は 1 日 2 回投与薬（ビルダグリプチン）では 1 日 1 回投与薬（シタグリプチンなど）に比べ，その HbA1c 低下作用が体重（BMI）の影響を受けにくいことを見出していました[1]．すなわち肥満者では，この戦法はより有効性が期待できる可能性があるのです．

　この際，メトホルミンとビルダグリプチンの配合薬（エクメット®配合錠 LD と HD）を用いると，この戦略はより容易に行うことができます．その後の SU 薬の朝夕併用の 3 剤併用療法にもつなげることができるだけでなく，もし朝夕食後の高血糖のみが目立つ，低血糖を避けたい症例の場合には，3 番目の薬として SU 薬をあえて選択せず，エクメット®配合錠を内服する時間を朝夕「直前」に変えて，ここに α-GI またはグリニド薬を併用（この場合はグルベス®配合錠を使用し錠数を減らすことも可能）するという，さらなる 3 〜 4 剤併用療法を行うことも可能です．ただし，あくまでもこの方法は夕方の服薬アドヒアランスが確保されていることが大前提になりますので，この時間帯で確実に内服ができる対象を選んで行うことが大切です（p121 〜 128，「Q9」も参照）．

2) 一極集中法とは？

　夕方の服薬アドヒアランスの確保が困難な患者，具体的にはシフト勤務などで生活が不規則な方や軽度認知障害（Mild Cognitive Impairment：MCI）以上の認知症をもつ方では，上述の「2 点配置法」

表5 「最高の相棒」を用いた2点配置法と一極集中法の比較

	2点配置法	一極集中法
主な対象	生活が比較的規則正しく，夕方の服薬アドヒアランスが確保できる患者	生活が不規則な患者やMCI（Mild Cognitive Impairment）以上の認知症をもつ患者
方法	投薬を朝と夕の2つの時間帯に分散させる	投薬を1つの時間帯（朝方など）に集中させる
使用可能な配合薬	エクメット®配合錠LD エクメット®配合錠HD	イニシンク®配合錠LD
治療強化法	①食前高血糖（140 mg/dL以上）の場合 　朝夕のSU薬追加 ②朝夕食後高血糖（200 mg/dL以上）の場合 　朝夕のα-GIまたはグリニド薬の追加（併用）	①食前高血糖（140 mg/dL以上）の場合 　朝のSU薬またはSGLT2阻害薬の追加，さらには朝注射のBOTへ移行 ②朝食後高血糖（200 mg/dL以上）の場合 　朝のα-GIまたはグリニド薬の追加（併用）
注意点と課題	夕方の服薬アドヒアランスの確保が不可欠	特に夕食後の血糖管理が不十分になりやすい

＊配合薬にはメトホルミンが含まれるため，乳酸アシドーシスの発現に対する注意が必要

の実施は現実的に困難です．

　この場合は確実に内服が可能，あるいは家族や介護者などが監視できる1つの時間帯のみに内服を集中させることが必要です．これが「一極集中法」の基本的な考え方です．この際，メトホルミンとアログリプチンの配合薬（イニシンク®配合錠）を用いると，この戦略はより容易に行うことができます．その後のSU薬またはSGLT2阻害薬の朝のみの3剤併用療法，朝1回注射のBOTにもつなげることができるだけでなく，もし朝食後の高血糖のみが目立つ低血糖を避けたい症例の場合には，3番目の薬としてSU薬をあえて選択せず，イニシンク®配合錠を内服する時間を朝「直前」に変えて，ここにα-GIまたはグリニド薬を併用（この場合はグルベス®配合錠を使用し錠数を減らすことも可能）するという変法を行うことも可能です．ただし，「一極集中法」では特

に夕食後の血糖管理が難しいという欠点があります（p139 ～ 143,「Q12」も参照）.

　なお,「2点配置法」,「一極集中法」のいずれも配合薬にはメトホルミンが含まれるため, 乳酸アシドーシスの発現に対する注意が必要であることはいうまでもありません（p14,「第1章-3」参照）.

POINT

- ☑ 夕食時間帯の服薬アドヒアランスを考えて2点配置法と一極集中法を患者ごとに上手に使い分ける.
- ☑ これら「最高の相棒」を基盤とした2つの戦略の特徴（表5）を参考にしよう.

文献

1）Bando Y et al：Predictive clinical parameters for the hemoglobin A1c-lowering effect of vildagliptin in Japanese patients with type 2 diabetes. Diabetol Int **5**：229–233, 2014

Q4 サードラインドラッグ（第三選択薬）は何か？ Part 1

Case 3 68歳，男性，農業

5年前に近医で空腹時血糖 189 mg/dL，HbA1c 9.6％を指摘され当院へ1週間の教育入院．

2年前，農作業中にめまいとふらつきを自覚し，頭部 MRI 左頭頂葉に散在性の小梗塞を認め，神経内科へ2週間入院したが麻痺を残さずに退院．現在，テネリグリプチン 20 mg，朝1回，メトホルミン 750 mg，朝夕2回，アジルサルタン 20 mg，朝1回，クロピドグレル 75 mg，朝1回を内服中である．身長 153 cm，体重 54.5 kg，血圧 138/72 mmHg，血清クレアチニン 0.8 mg/dL，尿蛋白弱陽性，尿ケトン陰性，抗 GAD 抗体陰性．肝機能，胸部 X 線，心電図，眼底所見は異常なし．認知機能は正常で，手段的 ADL も保たれている．食事療法（1,360 kcal）および軽めの農作業を兼ねた運動療法を指導中だが，現在空腹時血糖 150 mg/dL 前後，HbA1c 7.8％前後と依然として高値が続いている．

Question

　本症例に対して第三選択薬として用いられるべき薬剤は次のうちどれでしょうか？

a）グリミクロン®（グリクラジド，SU 薬）20 mg，1日朝1回

b）アクトス®（ピオグリタゾン塩酸塩，TZD）15 mg，1日朝1回

c）ファスティック®（ナテグリニド，グリニド薬）90 mg，1日毎食直前3回

d）フォシーガ®（ダパグリフロジン，SGLT2 阻害薬）5 mg，1日朝1回

まず何を考えるか?

　DPP-4 阻害薬とほぼ十分量（1,500 mg/ 日）のメトホルミンを内服下でも，血糖高値が持続する前期高齢の患者です．食事療法，運動療法はできる範囲で実施されている模様です．

　日常生活動作（ADL）レベル，認知機能はほぼ良好であり，高齢者糖尿病の血糖コントロール目標値（HbA1c 値）を適応すると，青・壮年者と同じ 7.0%未満となり，本症例では 7.8%前後と未達成の状態が続いています（p18,「第 1 章-4」参照）．この時点で他の薬効をもつ薬剤の追加が必要と判断しました．

Answer & 解説

　チャートをみると，STEP3「最高の相棒」の先，STEP4 では BMI 値などにより 2 本の枝に分かれています．本症例は① BMI が 24 未満（23.3 kg/m^2）で②脳梗塞の既往をもつため，STEP4 では「DPP-4 阻害薬＋ BG 薬（併用）以降の右サイドの流れ」，すなわち第三選択薬として SGLT2 阻害薬を使用するルートはたどることができません．このため，本症例では「DPP-4 阻害薬＋ BG 薬（併用）以降の左サイドの流れ」をたどることになり，第三選択薬として「少量の SU 薬」を用いるというのが正解となります（p2,「第 1 章-1」参照）．

Answer　a）グリミクロン®20 mg，1 日朝 1 回

---

a SU 薬使用時は，低血糖やシックデイ対策を

　SU 薬を少量でも使用する場合は，低血糖指導やシックデイ対策について患者あるいはその家族の方にしっかり指導する必要があることはい

うまでもありません．また重篤な低血糖防止のため，空腹時高血糖を確認の上，時折患者の認知機能，ADL レベル，肝機能，eGFR などを再評価したうえで，SU 薬の減量や中止，あるいは低血糖を起こしにくい他の系統薬（p8，「第 1 章-2」参照）へ変更できないかを繰り返し検討する必要があります．

b 第三選択薬で少量の SU 薬を使用した症例

　本症例と同様に，STEP4 で「DPP-4 阻害薬＋ BG 薬（併用）以降の左サイドの流れ」をたどることによってほぼ良好な血糖コントロールに至った脳梗塞発症後の 1 例を呈示します（図 1）．

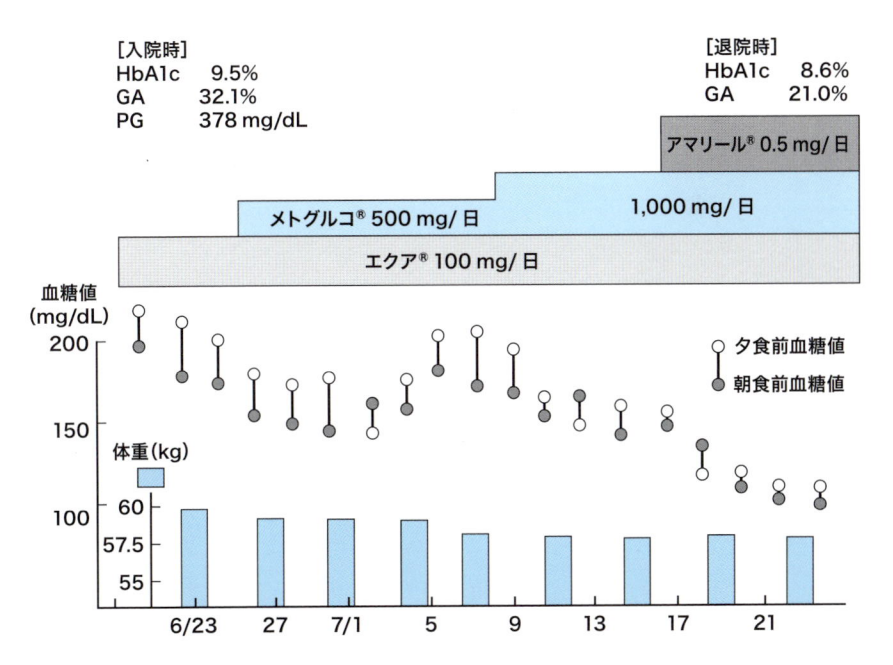

図 1 症例：70 歳代，男性．罹病期間不詳　BMI 23.4　眼底 A0　eGFR 93　新規脳梗塞発症後

DPP-4 阻害薬＋ BG 薬（併用）だけでは空腹時血糖値 150 mg/dL 前後までの低下でしたが，少量の SU 薬の追加で空腹時血糖値 100 mg/dL 前後まで低下し，明らかな低血糖は認めませんでした．入院中のため，薬剤の追加投与までの期間がとても短くなっていることにご注意ください．

POINT

- ☑ SU 薬の投与は空腹時高血糖を確認したうえで，最小用量から開始し増量は中等量までとする．
- ☑ 開始の際，低血糖指導やシックデイ対策について患者あるいはその家族の方にしっかり指導する．
- ☑ 投与開始後も，SU 薬の減量や中止，あるいは低血糖を起こしにくい他の系統薬（p8，「第 1 章-2」参照）へ変更できないかを繰り返し検討する．

Q5 サードラインドラッグ（第三選択薬）は何か？　Part 2
～ TDS の効果～

Case 4　56 歳，女性，パート職

7 年前に健診で空腹時血糖 127 mg/dL，HbA1c 6.8％を指摘されるも放置．3 年前に当科初診，この際，随時血糖値 234 mg/dL，HbA1c 8.3％，体重 72.5 kg，血圧 162/98 mmHg，LDL-コレステロール 168 mg/dL，ALT 47 IU/L といずれも高値を示し 2 週間の入院加療を行う．退院後いったん HbA1c は 6.8％まで低下したが，退院から 8 ヵ月経過した現在，随時血糖値 250 mg/dL 前後，HbA1c 8.2％と再び上昇傾向を認めている．身長 164 cm，体重 73.2 kg，血圧 138/83 mmHg，血清クレアチニン 0.6 mg/dL，LDL-コレステロール 132 mg/dL，尿蛋白弱陽性，尿ケトン陰性，抗 GAD 抗体陰性．胸部 X 線，心電図，眼底所見は異常なし．腹部 CT にて内臓脂肪蓄積と高度の脂肪肝を認める．食事療法（1,520 kcal）および運動療法を指導中だが，本人は仕事や家庭の都合でこれ以上の生活の改善は難しいと述べている．退院後は，エクメット®配合錠 HD1 錠，朝夕 2 回，メトホルミン 500 mg，朝夕 2 回，テルミサルタン 40 mg，朝 1 回，ピタバスタチン 2 mg，朝 1 回を継続して内服中である．口渇感の自覚あり．心血管イベントの既往なし．

Question

本症例に対してサードラインドラッグとして用いられるべき薬剤は次のうちどれでしょうか？

a) アマリール®（グリメピリド，SU 薬）0.5 mg，1 日朝 1 回

b) アクトス®（ピオグリタゾン塩酸塩，TZD）15 mg，1 日朝 1 回

c) セイブル®（ナテグリニド，グリニド薬）50 mg，1 日毎食直前 3 回

d) シュアポスト®（レパグリニド，グリニド薬）0.25 mg，1 日毎食直

前3回

e）カナグル®（カナグリフロジン，SGLT2 阻害薬）100 mg，1日朝1回

まず何を考えるか？

　「最高の相棒」を併用下でも，高血糖が持続するメタボリックシンドロームを合併した壮年肥満女性の1例です．体重の推移などより食事療法，運動療法はまだまだ改善の余地がありそうですが，ご本人にとっては，仕事と家庭の状況から，ここまでが限界と感じています．

　メトホルミンはエクメット®配合錠 HD 2 錠/日と合わせてすでにほぼ最高用量である 2,000 mg/ 日を内服しており，これ以上の増量は難しい状況です．この時点で他の薬効をもつ薬剤の追加が必要と判断しました．

Answer & 解説

　チャートをみると，STEP3「最高の相棒」の先，STEP4 では BMI 値などにより2本の枝に分かれています．本症例は① BMI が 24 以上（27.2 kg/m²）で，②口渇感があり，③ eGFR は 79 と 50 mL/ 分 /1.73 m² 以上で，④心血管イベントの既往はありません．したがって STEP4 では「DPP-4 阻害薬＋ BG 薬（併用）以降の右サイドの流れ」をたどり，「SGLT2 阻害薬」に行き着くことができます（p2,「第1章-1」参照）．

> **Answer**　e）カナグル® 100 mg，1日朝1回

a トリプル・ドラッグ・ストラテジー（Triple Drug Strategy：TDS）の効果

SGLT2 阻害薬を用いた場合の問題点のひとつとして血中グルカゴンの上昇とこれに伴う肝糖新生の亢進があり，これらが本系統薬のせっかくの血糖低下作用を半減させていることが知られています[1]．一方，DPP-4 阻害薬は内因性 GLP-1 の上昇を介してグルカゴンの分泌を抑制し，メトホルミンはグルカゴンによる糖新生を抑制することが知られています[2]．したがって，これら 3 系統薬の併用はグルカゴン作用の面からも大変理にかなった併用療法といえそうです（図 2）．

肥満 2 型糖尿病患者に対する「メトホルミン＋ DPP-4 阻害薬＋ SGLT2 阻害薬の 3 者併用療法」を筆者はこれまで「トリプル・ドラッグ・ストラテジー（Triple Drug Strategy：TDS）」と呼んできました．この言葉は筆者がつくった「造語」であり，正式な英語表現を用いると

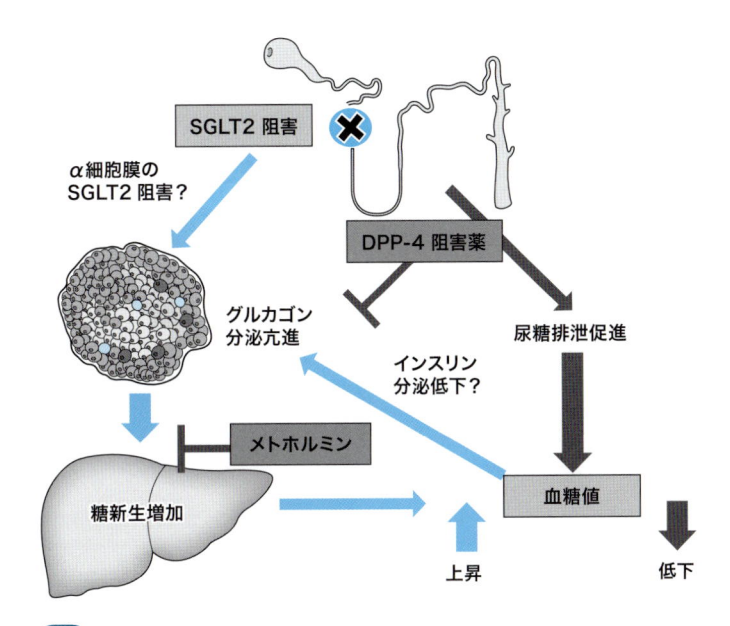

図 2 TDS のグルカゴン作用に及ぼす効果

Triple therapy あるいは Therapy with three drugs といった言い回しになると思います．筆者はあえて Drugs の s をなくし，Strategy という言葉を用いることで，この 3 系統薬の併用を肥満 2 型糖尿病患者に対する特別な戦略として位置づけようと意図しました．あえて日本語表現を使うと「トリプルドラッグ戦略」とでもなるでしょうか．

さて，この TDS を肥満 2 型糖尿病患者に対して行うことで期待される効果を以下に列挙します．

❶ 確実な HbA1c 低下効果（2 〜 3%以上）
❷ 食前・食後のバランスよい血糖低下効果
❸ 体重減少効果（特に内臓脂肪・脂肪肝の改善）
❹ 血圧低下効果
❺ 脂質改善作用（特に TG 低下と HDL-C 増加）
❻ 少ない低血糖発現（特に重篤なもの）
❼ 膵 β 細胞保護効果
❽ 心血管疾患予防・進展防止効果，など

TDS は，このような素晴らしい併用効果が期待でき，まさにストラテジー（戦略）と呼ぶにふさわしい治療法と考えられます．また TDS の有効性に関してはすでにいくつかの論文でも証明されています[3,4]．服薬アドヒアランスやコスト面でやや問題は残りますが，配合薬（カナリア®配合錠，スージャヌ®配合錠など）を用いることにより，この問題はある程度解消されると思います．

ただし，本症例のような食事療法が不十分な壮年肥満女性患者に SGLT2 阻害薬を投与した場合，いずれは「甘味への嗜好」が制御困難となり（p20,「第 1 章-4」参照），十分な血糖および体重減少効果が得られなくなることを臨床現場では多く経験します．反対に原因は不明ですが「甘味への嗜好」がほとんど起こらない患者さんもいて，このような患者群では，TDS は見事に著効します．ある患者さんは「甘いものが無償に欲しくなったときはカルピスウォーター®を半分に薄めて 100

mL ぐらいをゆっくり飲むと落ち着きます」とおっしゃっていました. この「甘味への嗜好」をいかに乗り切るかに TDS の成否がかかっているといっても過言ではないと思います.

b TDS による血糖変動のモニター

参考までに TDS による血糖変動の推移をリブレ Pro® （コラム 3） を用いてモニターできた 63 歳の肥満女性症例を呈示します （図 3）. 特に SGLT2 阻害薬のイプラグリフロジン （スーグラ®） 追加後 （ステージ 4） に平均血糖値, 血糖変動を表す指標である標準偏差 （SD） および Mean Amplitude of Glucose Excursion （MAGE） （メモ 3） が顕著に改善していることがわかります （図 4 ～ 7, 表 6）.

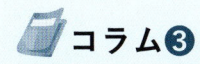

コラム❸
FreeStyle リブレ® と FreeStyle リブレ Pro® について

上腕部裏側に貼り付けたセンサー （500 円玉ほどの大きさで厚みが 5 mm） の 4 cm 以内にリーダー （読み取り機） をかざすだけで, 衣服の上から採血をしなくても血糖値を何度でもリアルタイムに測定することができる最新の持続血糖測定器です. フラッシュグルコースモニタリング （FGM） システムとも呼ばれます. 正確に言うと測定しているのは血糖値そのものではなく, 皮下組織間液のブドウ糖濃度を 1 分毎に測定して, これを血糖値に換算して表示しています. 指先穿刺によるキャリブレーションが不要で, 15 分おきに血糖値が記憶され, センサー 1 個で最大 14 日間の血糖測定が可能です.

リブレシステムには患者用の 「FreeStyle リブレ® （リーダー本体黒）」 と医療用の 「FreeStyle リブレ Pro® （リーダー本体白）」 での 2 機種があります. FreeStyle リブレ® はリーダーには現在の血糖値 （数値） とそれ以前 8 時間の血糖値の変化 （グラフ）, および血糖値の変動傾向を示す矢印

が表示されます．この矢印によって，仮に血糖値が「70」mg/dL と表示されても，現在下がっている途中なのか，上がっている途中なのかが瞬時にわかるので，今すぐに何か食べる必要があるのかどうかまで判断することができます．なお，センサーは貼り付けたまま入浴（注：30 分以内，水深 1 m まで）や運動も可能です．本機器は 2017 年 9 月以降，保険適用となっています．

また，FreeStyle リブレ® のセンサーを流用した FreeStyle リブレ Pro® は，最大 14 日間の血糖値を記録し，医療機関にてデータを読み取りますが，患者自身ではリアルタイムで血糖値を知ることはできません．こちらは 2016 年 12 月に保険適用となっています．

いずれも夜間や食前・食後の血糖変動をほぼ正確かつリアルタイムで知ることができるため，その血糖値の推移をみながら，経口薬や注射薬などを迅速かつより適切に選択あるいは変更することが可能になります．

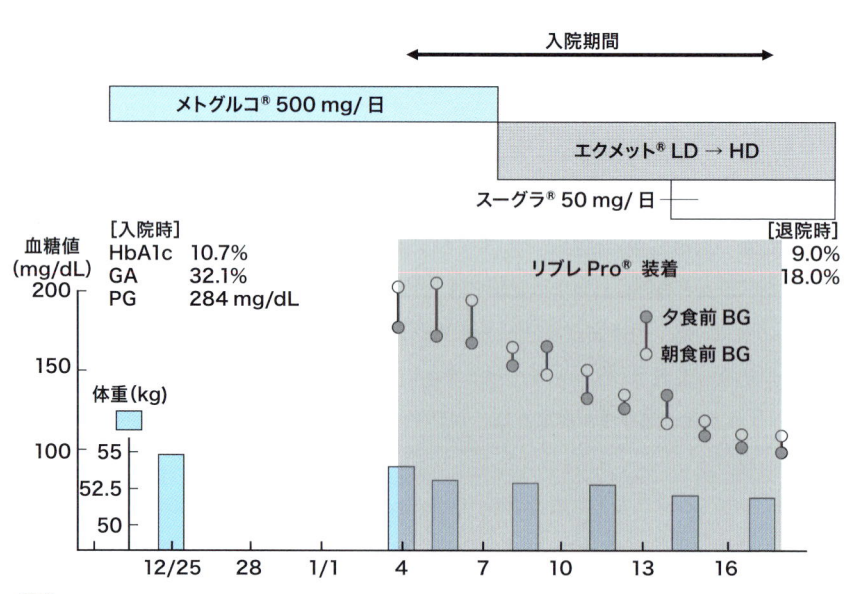

図3 症例：60 歳代，女性．罹病期間 5 年　BMI 25.5　眼底 福田 A0　eGFR 86 mL/ 分 /1.73 m²

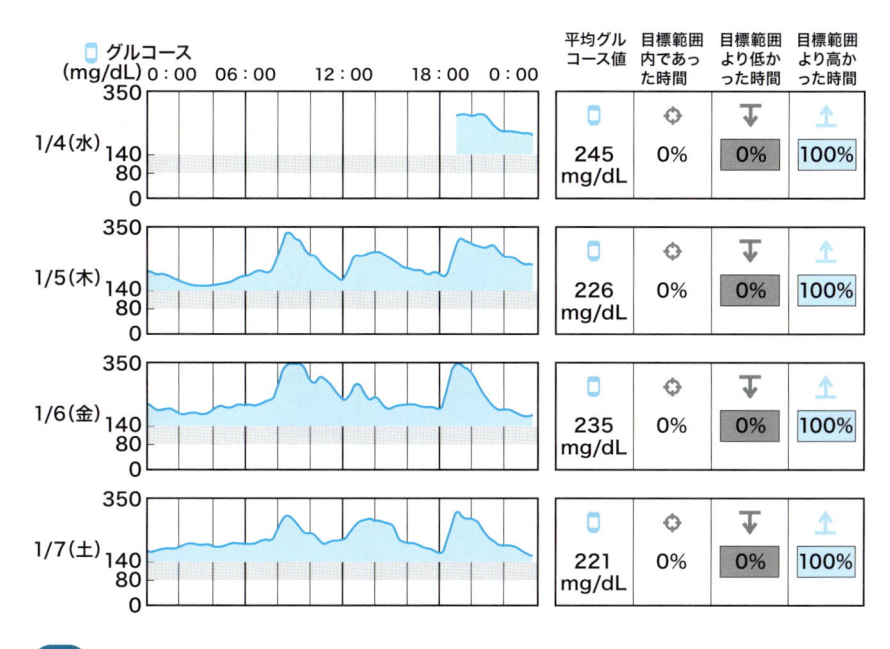

図4 ステージ1：メトグルコ® 500 mg/ 分2

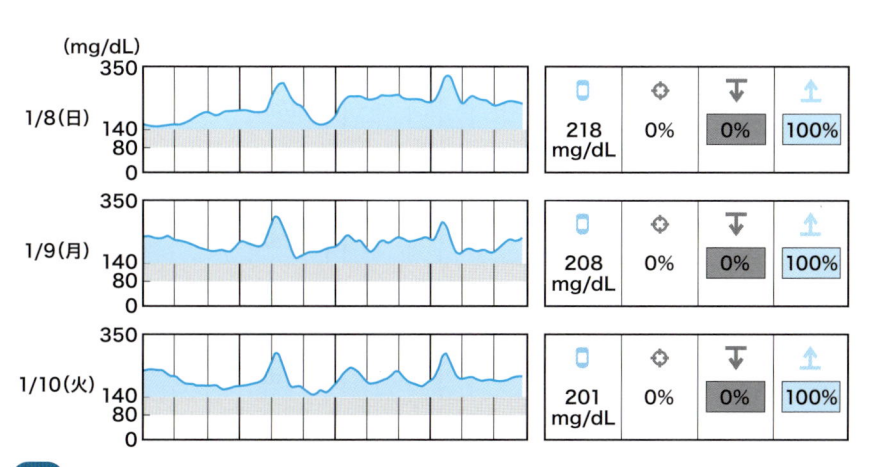

図5 ステージ2：エクメット® 配合錠 LD/ 分2

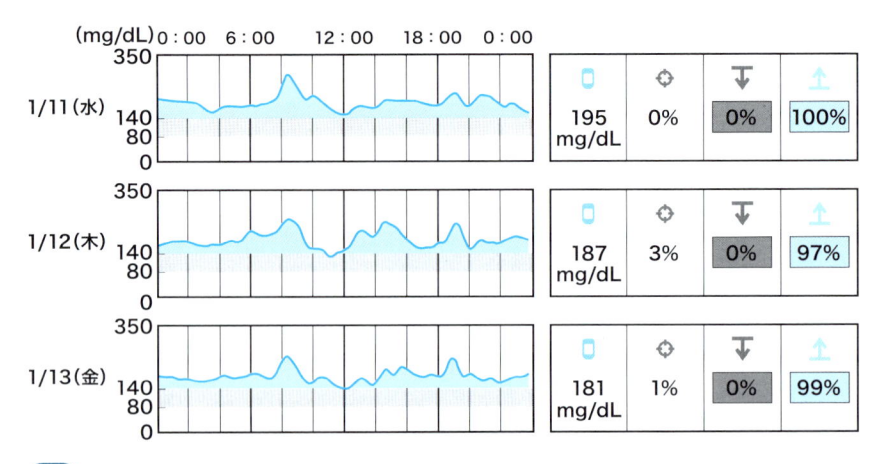

図 6 ステージ 3：エクメット® 配合錠 HD/ 分 2

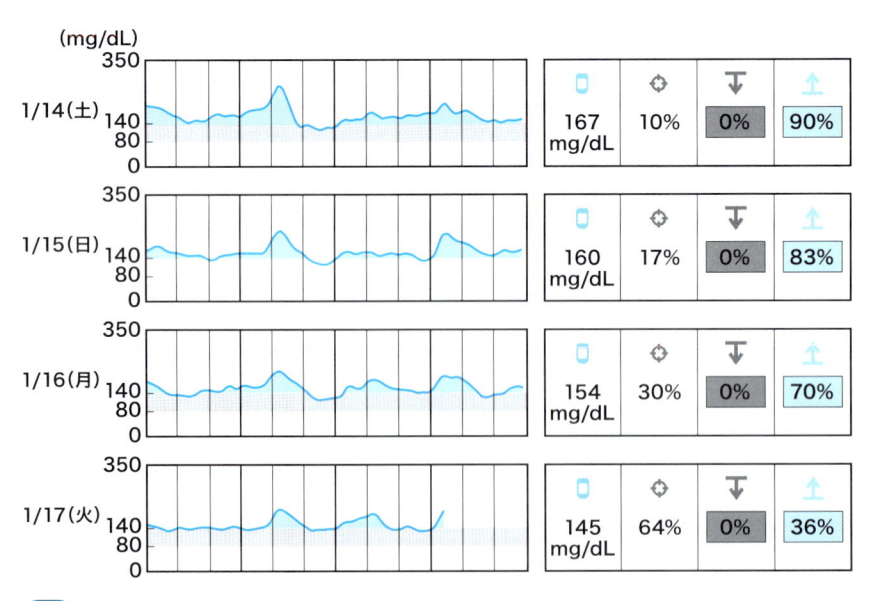

図 7 ステージ 4：エクメット® 配合錠 HD/ 分 2＋スーグラ® / 朝

表6　薬剤投与ステージ別にみた血糖変動指標の推移

薬物投与ステージ （ステージ1～4）	平均血糖値 （mg/dL）	標準偏差（SD） （mg/dL）	MAGE （mg/dL）
メトグルコ® 500 mg/日	228.7	46.2	68.0
エクメット®配合錠 LD （メトホルミン 500 mg/日 ＋ビルダグリプチン 100 mg/日）	213.2	34.7	54.4
エクメット®配合錠 HD （メトホルミン 1,000 mg/日 ＋ビルダグリプチン 100 mg/日）	191.2	26.6	44.8
エクメット®配合錠 HD ＋スーグラ®　50 mg/日	157.1	24.8	39.2

POINT

☑ 肥満2型糖尿病患者に対する「トリプル・ドラッグ・ストラテジー：TDS)」を行うことのメリットを確認しよう．

☑ TDS を成功させる最大の鍵は，SGLT2 阻害薬がもたらす「甘味への嗜好」を患者と一緒にいかに乗り切っていくかということ．

文献

1) Merovci A et al：Dapagliflozin improves muscle insulin sensitivity but enhances endogenous glucose production. J Clin Invest **124**：509-514, 2014

2) Miller RA et al：Biguanides suppress hepatic glucagon signalling by decreasing production of cyclic AMP. Nature **494**（7436）：256-260, 2013

3) Rodbard HW et al：Efficacy and safety of titrated canagliflozin in patients with type 2 diabetes mellitus inadequately controlled on metformin and sitagliptin. Diabetes Obes Metab **18**：812-819, 2016

4) Matthaei S et al：One-year efficacy and safety of saxagliptin add-on in patients receiving dapagliflozin and metformin. Diabetes Obes Metab **18**：1128-1133, 2016

第3章

番度チャートを使いこなそう！

メモ 3：Mean Amplitude of Glucose Excursion（MAGE）とは？

　血糖値を持続的にモニタリングすること（CGM）によって得られる血糖変動指標のひとつです．得られた平均血糖値の 1 SD から外れたすべてのグルコース値（絶対値）を平均することによって算出されます．MAGE の増加はHbA1c や空腹時血糖値とは独立して酸化ストレスの増加につながること（JAMA **295**：1681-1687, 2006）や DPP-4 阻害薬投与による MAGE の低下が，HbA1c や薬剤使用の有無とは独立して軽度認知症の改善をもたらすこと（J Gerontol A Biol Sci Med Sci **69**：1122-1131, 2014）などが報告されており，最近では HbA1c だけでなく MAGE を低く（特に 50 mg/dL 未満）保つことが心血管イベント抑制のために重要と考えられています．

Q6　BOT 導入の実際は？ ～「3-3-1 調節法」使用上の留意点～

Case 5　66 歳，男性，団体職員

6 年前に職場の健診で初めて糖尿病と高血圧，心電図異常を指摘された．以後近医から降圧薬のみの処方を受け，HbA1c は 6 ～ 7％台を維持していたが，半年前より会長職になりストレスが増え，食事時間が不規則になった．最近は HbA1c 10％台と著明な高血糖が持続するようになり，当科紹介となった．2 週間の入院加療の後，いったん HbA1c は 7.5％まで低下したが，退院から 8 ヵ月経過した現在，空腹時血糖値 150 mg/dL 前後，HbA1c 9.3％と再び上昇傾向を認めている．また最近 1 ヵ月間で 1.5 kg の体重減少を認めている．

身長 168 cm，体重 58.2 kg，血圧 138/83 mmHg，血清クレアチニン 0.8 mg/dL，尿蛋白弱陽性，尿ケトン陰性，抗 GAD 抗体陰性．胸部 X 線，心電図，腹部エコー，眼底所見は異常なし．食事療法（1,600 kcal）および運動療法を指導中だが，本人は仕事の都合でこれ以上の生活の改善は難しいと述べている．現在，シタグリプチン 100 mg，朝 1 回，メトホルミン 750 mg，朝夕 2 回，グリメピリド 1 mg，朝 1 回，オルメサルタン 20 mg，朝 1 回を内服中である．

Question

　本症例に対して次の選択肢として用いられるべき薬剤は次のうちどれでしょうか？

　a）アクトス® （ピオグリタゾン塩酸塩，TZD）15 mg，1 日朝 1 回

　b）グルコバイ® （アカルボース，α-GI）150 mg，1 日毎食直前 3 回

　c）グルファスト® （ミチグリニドカルシウム，グリニド薬）0.25 mg，
　　1 日毎食直前 3 回

第 3 章

番度チャートを使いこなそう！

d）フォシーガ®（ダパグリフロジン，SGLT2 阻害薬）5 mg，1 日朝 1
回

e）トレシーバ®注フレックスタッチ®（インスリンデグルデグ，持効
型溶解インスリン製剤）3 単位，朝 1 回

まず何を考えるか？

STEP4 で「最高の相棒」に中等量の SU 薬を併用しても血糖コントロールの悪化を認める非肥満の 2 型糖尿病症例です．

会長職で多忙という状況から，食事療法・運動療法は決して十分ではないと推定されますが，ご本人は仕事柄ここまでが限界だと感じています．さらに，血糖の悪化とともに体重の減少傾向を認めており，体内のインスリンが相対的あるいは絶対的に不足している状況が読み取れます．当然，膵がんなどの腹部悪性腫瘍の合併も懸念されますが，少なくとも腹部エコー上は否定的です．DPP-4 阻害薬およびメトホルミンはすでに最高用量あるいはその近くまで用いられており，SU 薬もしっかり投与されています．この時点で他の薬効をもつ薬剤の追加が必要と判断しました．

Answer & 解説

チャートをみると，「DPP-4 阻害薬 + BG 薬（併用）」に「中等量の SU 薬」を追加しても HbA1c 8％以上が続く場合，STEP5 の「BOT（Basal supported Oral Therapy）」へつながっています（p4，「第 1 章-1」参照）．

Answer e）トレシーバ®注フレックスタッチ®3 単位，朝 1 回

筆者は BOT を開始する際，持効型溶解インスリン開始量の目安は安全性と簡便性を重視して「2 〜 4 単位」としています（p24，「第 1 章-5」参照）．この量で開始した場合，本症例のように空腹時血糖値が 140 mg/dL 以上であれば，ほとんど低血糖は起こらないため，血糖自己測定（SMBG）はインスリン導入当日から行う必要はありません．患者のインスリン自己注射手技の達成度を見定めながら，BOT 開始からだいたい 1 〜 2 ヵ月以内に余裕をもって導入すればよいと思います．

また，本症例で用いるトレシーバ®注フレックスタッチ®はランタス®XR 注と同様，1 回の注射で血糖低下効果が安定して 24 時間以上持続する，いわゆる「第 2 世代」の持効型溶解インスリン製剤です．したがって，本剤を朝 1 回使用する場合，同時に測定した朝前の SMBG 値によって，「3-3-1 調節法」を用いたインスリン量の調節が可能です．

ただし，本症例は比較的高齢で心電図異常なども認めており，インスリン増量の基準を 120 〜 140 mg/dL 程度に緩和するほうが安全です．

a 「3-3-1 調節法」を用いてインスリン量を調節した際の HbA1c と GA の推移

最近，筆者らがインスリングラルギン U100 使用下で HbA1c 7%以上が続く患者 39 例を同単位で「第 2 世代」の持効型溶解インスリン製剤 U300 に切り替え，インスリン増量の基準を 120 mg/dL に設定して「3-3-1 調節法」を用いてインスリン量の調整を行った成績を示します（図 8）．3 ヵ月間と短い期間ですが，HbA1c とグリコアルブミン（GA）は，各々 − 0.7%，− 2.2%有意に低下し，この間重篤な低血糖は観察されませんでした．

b 「3-3-1 調節法」使用上の留意点

「3-3-1 調節法」を患者に指導する際，よく経験する患者側の間違いは，

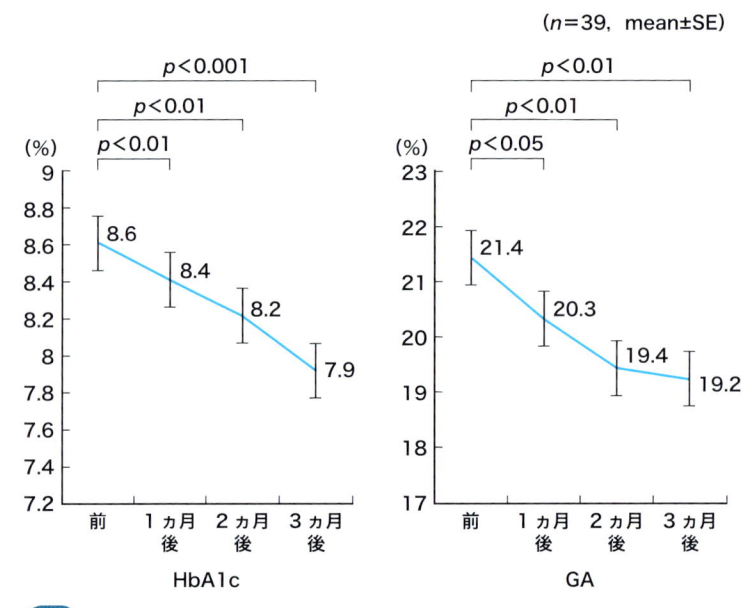

図8 グラルギン U100 から U300 への切り替え後に「3-3-1 調節法」を用いてインスリン量の調節を行った際の HbA1c と GA の推移

「いったん増量したインスリン量を低血糖になってもいないのに，元の量に戻してしまうこと」です．患者に指導する際は，「この方法では，基本的にインスリ量を増やすか，そのままに据え置くか，どちらかひとつしかありません．減量する場合はただひとつ，あなたの血糖値が一度でも 79 mg/dL 以下を示したときに 2 単位減量するだけです」ということを繰り返し指導する必要があります．また，本法を用いると，どんどんインスリン量が増えて，HbA1c は低下しても，体重がみるみる増えてしまう方がいます．この場合は，インスリンの増量を最小限に抑えるため，2 型糖尿病の治療の基本は食事療法と運動療法であることを徹底して再指導する必要があります．

c 患者がインスリン導入を嫌がる場合はどうするか？

　本チャートを使って BOT の適応になる主な対象は，ある程度の期間，経口血糖降下薬の併用療法を行ってきた患者です．さらに，その多くはほとんど無症状で，1〜2ヵ月に1回の割合で，血糖値の増減を気にしながらも真面目に定期通院されている方々です．実はこのような患者たちこそ臨床の現場では，最も「インスリン導入を嫌がる患者タイプ」なのです．したがって，こういった対象を相手にする場合，まずインスリン導入の必要性につき十分に説明し，時間をかけてしっかりと同意にまで漕ぎ着けることが大切です．

　この際に筆者は，まず番度チャートを用いて患者自身の病態上の立ち位置を示し，客観的にみてインスリン注射が必要な時期に差しかかっていることを認識させるようにしています．さらに，①網膜症や腎症などの合併症がある場合，このままの血糖では確実にこれらが進行し，健康寿命の短縮につながること，②現在の高血糖がブドウ糖毒性を介してさらに血糖が上昇する悪循環に陥っていること，③インスリン注射はこれらを低減し，弱った膵臓を休息させ回復させる最も確実な手段であること，などをできるだけ患者サイドに立って説明します．これによって，多くの患者は現在の病状に対する危機感を感じ，その後，意図的に食事療法・運動療法を強化し，注射からの回避を試みようとします．しかし，それでも血糖値の十分な改善が認められない場合で，患者が依然として注射を嫌がる場合はさらなる説得が必要になります．

　DAWN Japan study では，インスリン注射に対する抵抗感は，①注射行為に対する抵抗感，②社会的環境，③後悔や罪悪感，④インスリン治療への不安の4つに大別されるとしています[1]．これらの抵抗感を取り除くため，まず大切なことは患者にインスリン注射が嫌な理由を尋ねてみることです．ただし，医師との間に良好な信頼関係が成り立っていな

第3章　番度チャートを使いこなそう！

い場合や，十分な話し合いの時間が確保できない場合はなかなか患者の本音が聞き出せません．こういった場合は患者にとって話しやすく，ある程度の時間を確保しやすい医療スタッフのほうが有用な情報を聞き出せる場合があります．

　まずインスリン注射を始めることで麻薬中毒のように「インスリン中毒」になるわけではなく，やめた場合は単に元の血糖コントロール状態に戻るだけであることをしっかりと伝えます．また，針や注射の痛みへの恐怖に対しては，インスリン専用に開発された針（32 〜 34 G）は通常の針（21 〜 25 G）に比べて，ほとんど痛みを感じないことを伝えます．さらに他のインスリン使用中の患者から直接話を聞いていただいたり，医師自らが患者の前で実際に針を刺してみせることで，患者の不安感や恐怖感がかなりの部分解消できる場合があります．

　患者の職業やライフスタイルに関する確認も大切です．たとえば，長距離トラックの運転手や大工などの高所作業者の場合，低血糖に対する多大な恐怖心を抱いている場合があり，開始時のインスリン単位数を2単位程度と少なめに設定したり，仕事前に血糖値を測定し低血糖対策を強化する，さらには職場の上司や家族を巻き込むなど，よりきめ細やかな対応が必要になります．

　さらに注射にかかるコストに関しても，導入の妨げだけでなく開始後の脱落や医療者‐患者間の信頼関係を損なう要因にもなりうるため，あらかじめおおよその金額を患者に伝えておくことが必要です．

　これらのことを試みても，いわゆる「食わず嫌い」で注射を嫌がる患者の場合は下記の2つの方策を講じる場合があります．

❶ 期間限定（たとえば1〜3ヵ月）で注射を開始する：インスリン注射はいったん開始すると，意外と痛みも少なく，血糖も改善し，体調もよくなるため，限定期間後も継続できる症例を多く経験します．

❷ 条件付き（次回も HbA1c 8%以上で改善の見込みがない場合は注

射開始など）で現行治療を継続する：少し時間はかかりますが，最終的に患者もついに覚悟を固め，注射する決心に至る症例を多く経験します．

　それでもインスリン導入を受け入れられない患者の場合，内因性インスリン分泌能がある程度保持されている患者であれば，DPP-4阻害薬の代わりにGLP-1受容体作動薬の注射を一度勧めてみる価値があります（番度チャート「HbA1c 8.0%以下の破線右側のルート」）．特に最近は混和不要な週1回投与製剤（トルリシティ®皮下注0.75 mgアテオス®）も発売されており，低血糖リスクをあまり高めずに一定の血糖低下効果が得られてインスリン導入を遅らせることができる可能性があるからです．この場合，筆者は①本薬はインスリンではなく，あくまでインスリンの働きを高める注射であること，②注射というより，「アテ」て「オス」だけのハンコのようなものであること，③週1回の注射で済むこと，などを強調するように心がけています．

　さらにどうしても注射を嫌がる患者の場合は，他の系統薬（α-GI，TZD，グリニド薬）の中から特に心不全などの禁忌事項がなければTZDのアクトス®を少量～中等量（7.5 ～ 15 mg/ 日）で第四選択薬として選択します（番度チャート「HbA1c 8.0%以下の破線左側のルート」）．食後高血糖が目立つ患者の場合はα-GIや，SU薬を断念してグリニド薬に切り替えるという選択肢もないわけではありませんが，これらの方法では，各薬剤の血糖低下効果を考えると，十分なHbA1cの低下はあまり望めない場合がほとんどです．

POINT

- ☑ 長期間，経口薬を多剤併用してきた定期外来通院患者ほど，インスリンの導入を嫌がるケースが多い．
- ☑ この場合，インスリン導入の妨げになっているのは何かを患者側に立って具体的に考え，時間をかけてじっくりと同意を得てゆくことが大切．
- ☑ 内因性インスリン分泌能が保持されている患者では週1回のGLP-1受容体作動薬など他の治療法を用いるという選択肢もある．

■ 文献

1) 新時代の糖尿病学—病因・診断・治療研究の進歩3．日臨 66［増刊7］：104-112, 2008

Q7　食後高血糖顕著！　頻回注射かそれとも？

Case 6 51歳，男性，テレビ局職員

10年前に職場の健診で初めて糖尿病と高血圧，高コレステロール血症を指摘された．3年前より，近医にてトラゼンタ®5 mg，朝1回，メトグルコ®750 mg，朝夕2回，ジャディアンス®10 mg，朝1回，アマリール®0.5 mg，朝1回，さらにカルシウム拮抗薬とスタチンの内服治療を受けた．しかしHbA1c 9％台と血糖コントロール不良のため半年前に当科へ紹介された．入院のうえ，トレシーバ®注フレックスタッチ®朝1回を用いたBOTを開始し，インスリン増量の基準を120 mg/dLに設定して「3-3-1調節法」を指導した．退院後，インスリン量は3単位から12単位にまで増加し，いったんHbA1cは7.2％まで低下したが，今回来院時，HbA1cは再び7.9％に悪化していた．外食機会の増加と中間管理職になりストレスが増えたとのこと．その際に持参したSMBGの結果は表7のごとくであった（ちなみに食後は「食事開始から1〜2時間後」の測定結果）．
身長172 cm，体重75.2 kg（半年間で3 kg増加），血清クレアチニン0.9 mg/dL．尿蛋白，ケトン体陰性，抗GAD抗体陰性．胸部X線，心電図は異常なし．腹部エコー検査で脂肪肝を認めた．

Question

本症例に対して使用可能な薬剤があるとすると，それは次のうちどれでしょうか？

a) アクトス®（ピオグリタゾン塩酸塩，TZD）15 mg，1日朝1回

b) ベイスン®（ボグリボース，α-GI）0.2 mg，1日朝夕食直前2回

c) シュアポスト®（レパグリニド，グリニド薬）0.25 mg，1日朝夕食直前2回

d) リキスミア®皮下注300 μg（リキシセナチド注射液，GLP-1受容

体作動薬）10 μg，1 日朝食直前 1 回

e）ノボラピッド®注フレックスタッチ®（インスリンアスパルト，超速効型インスリン製剤）3 単位，1 日朝食直前 1 回

 ## まず何を考えるか？

4 剤併用（メトホルミン，DPP-4 阻害薬，SGLT2 阻害薬，少量の SU 薬）プラス「3-3-1 調節法」を用いた BOT を施行中に血糖コントロールの悪化をきたした肥満 2 型症例です．まず基本治療の立て直しが必要なことはもちろんですが，仮に薬物療法を強化するとなると，どのような選択肢があるか，という設問です．

もうここまでくると，専門医へコンサルトするほうが手っ取り早いかもしれません．でも，せっかくですから，一緒に考えてみましょう．ポイントは患者がこまめに測定して記録した SMBG の結果の中にあります（表7）．インスリン増量の基準を 120 mg/dL に設定した「3-3-1 調節法」に

表7 本症例の血糖自己測定記録（抜粋）

日＼時間	朝前	朝後	昼前	昼後	夕前	夕後	眠前	食事・運動・低血糖など
17	114		168		134		144	
18	145	246		213			284	夕は外食（20:00）
19	138		164		122			昼から庭の草むしり
20	117			201		227		
21			125		127		176	朝食抜き
22	104	208			160		154	眠前りんご 1 個摂取
23	186		145		117	257		夕は外食（21:00）
24	110		179		122		171	昼休み 30 分散歩
25	146	223				218		

より，食前血糖値は確かに 120 mg/dL 前後まで下がっていますが，食後血糖値が軒並み 200 mg/dL を超えています．したがって，本症例の HbA1c を低下させるためには食後過血糖を管理することが重要であることがわかります．

Answer & 解説

チャートをみると，STEP5 で「BOT」を行った後でも，HbA1c 7.5％以上が続く場合，その実線は STEP6 の「頻回インスリン療法」へつながっています（p4，「第 1 章-1」参照）．

> **Answer**　e）ノボラピッド注フレックスタッチ®3 単位，1 日朝食直前 1 回

a　BOT から頻回インスリン療法へのステップアップ

「頻回インスリン療法」ではまず食後過血糖が最も顕著な時間帯，あるいは本症例のように持効型溶解インスリンと同じ注射時間帯（必ず食事直前）から超速効型インスリンを追加します（Basal-Plus 療法）．しかしこれでもコントロールが不十分な場合は，超速効型インスリン 2 回（Basal-2 Bolus 療法：B2B），3 回（Basal-Bolus 療法：BBT）へ順次ステップアップします（コラム 4）．

ちなみに…筆者が用いているインスリン自己調整法指導用紙の 1 例を表 8 に示します．これは BBT 患者用ですが，超速効型に関する文言を一部変更すれば，本症例のような Basal-Plus 療法，あるいは B2B でも使用することができます．「3-3-1 調節法」を用いた持効型溶解インスリン量の調節を基盤として，その上に超速効型インスリンを用いた食後高血糖の調整法を組み上げた構成になっているのがおわかりいただけると思います．

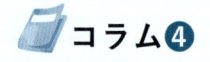

コラム❹
BOT からのステップアップ療法について

　BOT で FFF を行い朝食前血糖値が 100 〜 130 mg/dL 前後にコントロールされた後でも，十分な HbA1c の改善（チャートでは 7.5％未満）が得られないときは，一般に食後高血糖の管理が不十分であることを意味しています．この場合は，まず最も食後高血糖が顕著な時間帯に相当する食事の直前，あるいは持効型インスリンと同じ注射時間帯（必ず食事直前，多くは朝）に超速効型インスリン投与を 1 回追加します（Basal-Plus 療法）．それでもコントロールが不十分な場合は，次に食後高血糖が顕著な時間帯に相当する食事の直前（多くは夕）に超速効型インスリンをもう 1 回（Basal-2 Bolus 療法：B2B）追加します．それでも不十分な場合は残された食事の直前（多くは昼）に 3 回目の超速効型インスリンを追加し，1 日 4 回注射法（Basal-Bolus 療法：BBT）へ移行します．これが，従来の「BOT からのステップアップ療法」です．しかし最近，インスリンと GLP-1RA との併用が保険診療上も認可され，BOT から Basal-Plus 療法にステップアップする前に，食後低血糖や体重増加を避けるため，持効型インスリンと GLP-1RA を併用する，いわゆる BPT（Basal-supported Prandial GLP-1RA Therapy）へステップアップするケースも増えています．どちらにステップアップするかは患者の内因性インスリン分泌能，肥満度，治療アドヒアランス，低血糖リスク，コストなどに配慮しながらあくまでもテーラーメイドに判断する必要があります．

表8 インスリン自己調整法指導用紙の一例（4回注射用）

＜インスリン自己調整法＞　　　　　　　　　　殿用

あなたの現在のインスリンの単位数は

1）ランタス XR：朝 12 単位

2）ヒューマログ：朝食直前 10 単位，昼食直前　5 単位，夕食直前 4 単位　　です．

血糖測定回数の目安：

　1）早朝空腹時血糖値　　毎日

　2）各食後 1 〜 2 時間血糖値　　いずれか 1 日 1 回以上

　3）体調が悪いとき随時

あなたの血糖コントロールの目標は

　①早朝空腹時血糖値　　「80 〜 120 mg/dL」

　②食後 1 〜 2 時間血糖値　「100 〜 200 mg/dL」　　です．

まず①を目指してください．①が達成されたら次に②を目指してください．

空腹時血糖値　80 〜 120 mg/dL を目標に朝のランタス XR を 1 単位毎に増減：

3 日以上続けて 120 以上が続けば＋1 単位，1 回でも 80 未満となった場合は 2 単位減量

各食後 1 〜 2 時間血糖値　100 〜 200 mg/dL を目標に相当する各食直前のヒューマログを 1 単位毎に増減：

2 回以上続けて 200 以上が続けば＋1 単位，100 未満が続けばー1 単位（ただし，1 回でも 80 未満となった場合は 2 単位減量）

＜低血糖時の対処法＞

・血糖値 60 〜 80 mg/dL の際はブドウ糖 1 包（10 g），60 mg/dL 未満の際はブドウ糖 2 包（20 g）を速やかに内服してください．

・15 〜 20 分後に血糖値を再検して 100 mg/dL 以上になるまで繰り返してください．

・血糖値 80 〜 130 mg/dL の際も明らかな低血糖症状（強い空腹感，手のふるえ，動悸，冷汗など）がある場合は，速やかにブドウ糖 1 包（10 g）を内服し，15 〜 20 分毎に上記症状が消失するまで繰り返してください．

b 頻回インスリン療法以外の選択肢はあるのか？

しかし，本症例の薬物療法は本当にこれで万全でしょうか．確かにトレシーバ®注フレックスタッチ®とデバイスと注射時間帯が同じノボラピッド®注フレックスタッチ®を用いることで注射のアドヒアランスはある程度確保できそうですが，1日2回注射になるこの新しいインスリン自体を患者がすんなり受け入れてくれるでしょうか．さらに基本治療が不十分な状況で超速効型インスリンを用いて食後高血糖の低下を図ると，必ずといってよいほど体重が増えてしまいます[1,2]．一方，振盪不要のライゾデグ®配合注フレックスタッチ®（トレシーバ®とノボラピッド®が7：3の割合で混合された製剤）を用いて注射回数を1回にとどめるという手はありますが，体重への影響はあまり変わりそうにありません．

チャートをよくみると，「BOT」から「頻回インスリン療法」まで真下に伸びた実線の左右から破線が交わっていることがわかります．そして，その破線を左に遡ると「他の系統薬（α-GI，TZD，グリニド薬)」に，右に遡ると「GLP-1受容体作動薬」に行き着きます．

本症例に経口薬をさらに追加するという選択をした場合，本チャートでは「BOT」の左側に並記されている「他の系統薬（α-GI，TZD，グリニド薬)」を用いることになります．これらの薬剤はどれも多少なり，食後高血糖を低下させる力があります（p7，「第1章-2」参照）．したがって，ここでたとえば比較的服薬アドヒアランスがよい朝食前1回，もしくは朝夕食前2回[3,4]の時間帯にα-GIを5番目の併用薬として追加するという選択肢はあります．さらに本系統薬のみでは食後高血糖の改善が不十分な場合は，少量のSU薬を中止して，α-GIと同じ時間帯にグリニド薬を併用するという選択肢もあるかもしれません（この場合はグルベス®配合錠を使用し錠数を減らすことも可能です）．あるいは

作用機序がまったく異なり，本症例のような肥満症例に有効性が期待できる TZD（アクトス®）を少量（7.5 〜 15 mg/ 日）使用してみる，という選択肢もあるでしょう．ただし，これらの場合，内服の仕方や錠数が増えることで服薬アドヒアランスの低下が懸念されるばかりでなく，肝心の体重減少はあまり期待できそうもありません．

ここで「DPP-4 阻害薬」を中止し，チャートの「BOT」の右側に並記されている「GLP-1 受容体作動薬」を併用する，いわゆる BPT（Basal-supported Prandial GLP-1RA Therapy）という併用注射療法が，体重減少と食後高血糖の低下が同時に期待できる魅力的な治療選択肢として浮かび上がってきます．

POINT

☑ BOT を行い，早朝空腹時血糖値が十分低下しても食後高血糖が続く場合（おおよそ 7.5％以上）は，頻回注射法への移行を検討する．

☑ 「頻回インスリン療法」ではまず食後過血糖が最も顕著な時間帯，あるいは持効型溶解インスリンと同じ注射時間帯（必ず食事直前）から超速効型インスリンを 2 〜 3 単位追加する．

文献

1) Bretzel RG et al：Once-daily basal insulin glargine versus thrice-daily prandial insulin lispro in people with type 2 diabetes on oral hypoglycaemic agents （APOLLO）：an open randomised controlled trial. Lancet **371** （9618）：1073-1084, 2008

2) Holman RR et al：4-T Study Group. Three-year efficacy of complex insulin regimens in type 2 diabetes. N Engl J Med **361**：1736-1747, 2009

3) 上島悦子ほか：老年者の服薬コンプライアンス．日老医誌 **29**：855-863, 1992

4) 処方薬の服用に関する意識・実態調査，ファイザー株式会社，東京，2008 年 11 月

BPT の活用 ～ BOT からのステップアップと BBT からのステップダウン～

　DPP-4 阻害薬はインクレチンの代表格である Glucagon Like Peptide-1（GLP-1）の分解を抑えることで主に内因性 GLP-1 の活性を高めて血糖降下作用を発揮する薬剤です．一方，「GLP-1 受容体作動薬」は，直接皮下注射した場合，内因性 GLP-1 の活性は DPP-4 阻害薬使用時の 5 倍以上も上昇します．このため，GLP-1 受容体作動薬では血糖低下作用のみならず DPP-4 阻害薬では期待できなかった胃内容の排泄遅延作用，視床下部における食欲抑制などを介して体重減少効果も期待することができます（図 9）．また最近では，本系統薬が心血管イベント抑制効果をもつことが明らかにされ[1,2)]，合併症予防の立場からも大変注目を集めています．

BPT はどのような症例で選択できるのか？

　では，「BOT」を用いて HbA1c 7.5%以上が続く場合，どのような症例で「頻回インスリン療法」ではなく，GLP-1 受容体作動薬と持効型溶解インスリン

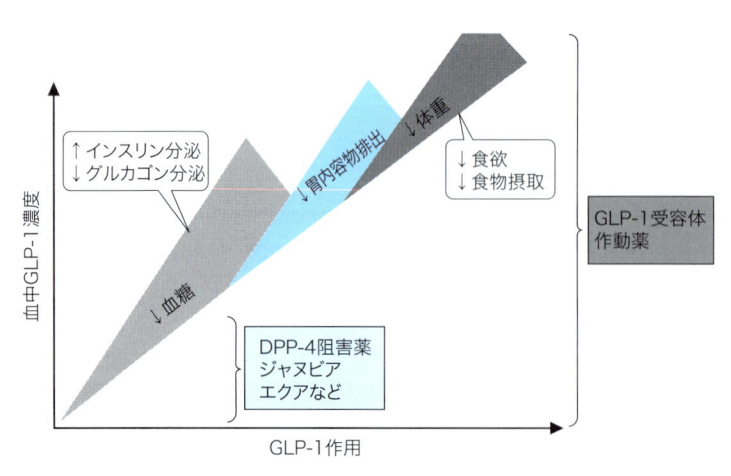

[Holst JJ et al：Trends Mol Med **14**（4）:161–168（2008），Halimi S et al：Diabetes Metab **34** [Suppl 2]：S91–95（2008），http://www.glucagon.com/dpp4diabetes.html を参考に著者作成]

図9　GLP-1 受容体作動薬と DPP-4 阻害薬の違い

との併用療法，すなわち「BPT」を選択することができるのでしょうか．

GLP-1受容体作動薬はインスリンそのものではなく，あくまでもインスリン作用を間接的に高めることにより血糖値を改善する薬剤です．したがって内因性インスリン分泌能がある程度保たれた症例でないと，十分な血糖低下効果を期待することはできません．内因性インスリン分泌能を比較的簡単に調べる方法として，「血中C-ペプチド（CPR）」の測定があります．血中CPRはインスリンが合成される前段階の物質（プロインスリン）が，分解されるときに産生される蛋白質です．内因性のインスリンと同じモル数で血液中に分泌され，ほとんどが分解されないまま血液中を循環し，尿とともに排出されます．このため血中や尿中のCPRを測定すると，外因性のインスリン使用下であっても，インスリンがどの程度膵臓から分泌されているのかを把握することができます．

この CPR 測定を用いて BPT の可否を予測する指標として，

❶ CPRインデックス（＝朝食前の血中CPR÷食前の血糖値×100）が1.0以上[3]
❷ 食後1時間Cペプチド 3.0 ng/mL 以上[4]

などが報告されています．

外来診療の現場では一般に食後採血が多いので，筆者は主に❷の指標を用いて BPT への移行の可否を判定しています．すなわち，HbA1c 7.5%以上が続く BOT 患者で食後1時間Cペプチドが 3.0 ng/mL 以上ある場合は，次のステップとして「Basal-Plus 療法」だけでなく，BPT への移行も積極的に検討するように心がけています．

BOT から BPT に移行するとき，どの GLP-1 受容体作動薬を使うか？

さて，GLP-1受容体作動薬は大きく「短時間作用型」と「長時間作用型」の2種類に分けることができます（**表9**）．「短時間作用型」は胃内容の排泄遅延作用が強く，「長時間作用型」は膵臓に働きインスリン・グルカゴン分泌に作用する効果が強いため，前者は主に食後高血糖を，後者は主に食前高血糖を低下させる作用が強いとされています．このため，空腹時血糖値の正常化（FFF）を

表9 短時間作用型および長時間作用型 GLP-1 受容体作動薬の特徴

	GLP-1 受容体作動薬	
	短時間作用型	長時間作用型
薬剤	バイエッタ® リキスミア®	ビクトーザ® ビデュリオン® トルリシティ® オゼンピック®
半減期	2〜5時間	12時間〜数日
効果 空腹時血糖値	わずかな低下作用	強い低下作用
食後血糖値	強い低下作用	弱い低下作用
空腹時インスリン分泌	わずかに促進	強く促進
食後インスリン分泌	低下	わずかに促進
グルカゴン分泌	低下	低下
胃排泄への影響	遅延	なし
血圧	低下	低下
心拍数	なし またはわずか（0〜2回/分）な上昇	中程度（2〜5回/分）の上昇
体重減少	1〜5 kg	2〜5 kg
悪心の発現	20〜50% 緩徐に（数週間〜数ヵ月）で減弱	10〜30% 速やか（4〜8週間まで）に減弱

［Meier JJ：Nat Rev Endocrinol **8**(12)：728-742, 2012 を参考に著者作成］

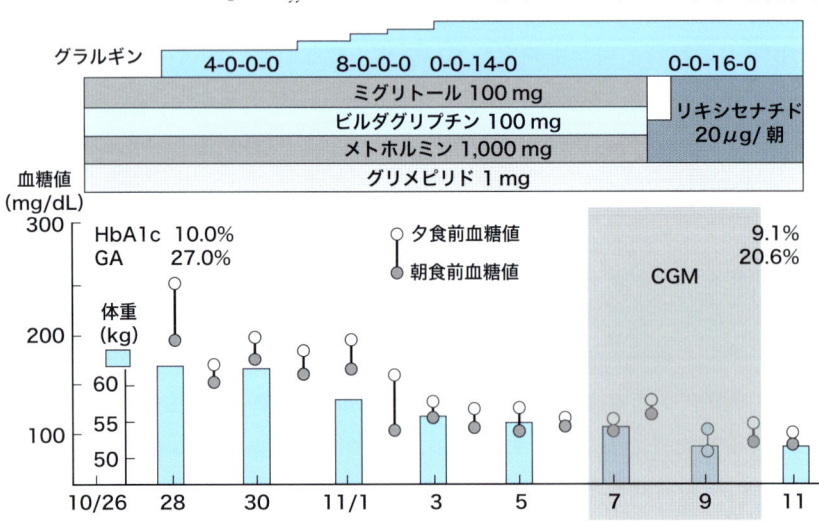

図10 症例：60歳代, 女性. 罹病期間10年 BMI 24.2 眼底A0 関節リウマチの合併あり

目指す BOT と「短時間作用型」の GLP-1 受容体作動薬は相性がよさそうです.

　参考までに BOT から BPT へ移行する前後での血糖変動を持続血糖モニターを用いて観察できた 65 歳の女性症例を提示します（図 10）. 3 製剤（セイブル®, エクア®, メトグルコ®）を一気に「短時間作用型」GLP-1 受容体作動薬であるリキスミア皮下注®に変更して BPT に移行しましたが, 食後高血糖は見事に抑制されていることがわかります（図 11, 12）.

　ただし,「長時間作用型」の GLP- 受容体作動薬にも, 血糖依存性の食後インスリン分泌促進およびグルカゴン抑制作用があるため[5],「短時間作用型」ほどではないにせよ, 食後高血糖低下作用をもっています. 実際, 臨床の現場では「長時間作用型」, 特に週 1 回投与の GLP-1 受容体作動薬（トルリシティ®皮下注 0.75 mg アテオス®, ビデュリオン®皮下注用 2 mg ペン）を用い

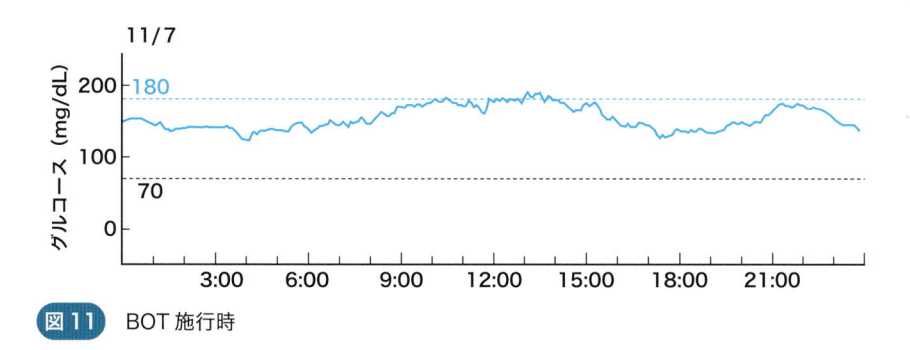

図11 BOT 施行時

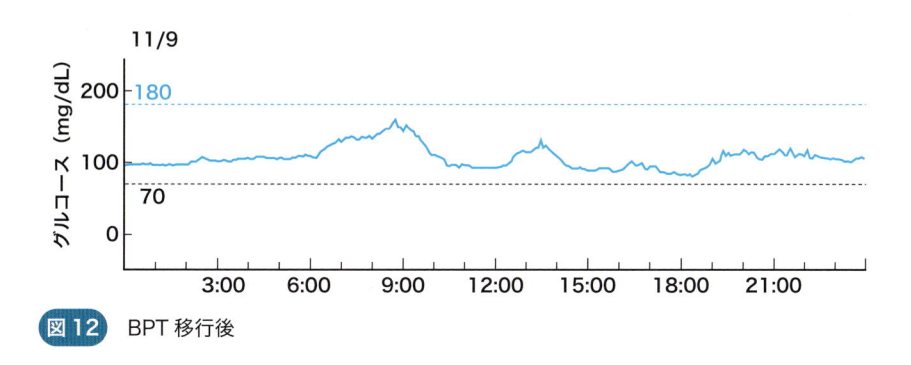

図12 BPT 移行後

た BPT もよく行われています（**コラム 5**）.

BOT から BPT へ「ステップアップ」する際に注意すること

一方，GLP-1 受容体作動薬を用いる際の最大の副作用はその胃内容の排泄遅延作用がもたらす「悪心や嘔吐などの消化器症状」です．このため，用量調節ができない週 1 回製剤以外の GLP-1 受容体作動薬は，すべて少量から始めて少しずつ増量する漸増方式が用いられます．たとえば，「長時間作用型」1 日 1 回投与のビクトーザ®の場合は 1 日 1 回 0.3 mg から開始し，1 週間以上の間隔で 0.3 mg ずつ増量し，最大用量は 0.9 mg/ 日です．実際には悪心や嘔吐などの副作用により 0.6 mg/ 日までにとどめざるを得ない症例も 2 ～ 3 割程度存在します．特に糖尿病の罹病期間が 10 年以上で，高度の自律神経障害を合併する患者ではこれらの消化器症状は起こりやすい印象があります．その他，DPP-4 阻害薬と同様に膵炎の合併が報告されており，筆者は GLP-1 受容体作動薬使用患者では最低 3 ヵ月に 1 回は膵酵素（リパーゼやアミラーゼなど）の検査を実施しています．いずれにしても BPT を用いて「BOT からのステップアップ」を試みる場合は，消化器症状の発現に留意しながら，持効型溶解インスリンを用いて，できる限り空腹時血糖値を 110 ～ 120 mg/dL 以下にまで低下させ，ブドウ糖毒性が少なく GLP-1 受容体作動薬の効果が発揮されやすい良好な生体環境を整えてから行うことが大切です[6]．

BBT からの BPT への「ステップダウン」

反対にチャートにはまったく記載がありませんが，BBT を行っている患者で，BPT に移行する，いわゆる「ステップダウン」（**図 13**）を行う場合があります．「ステップダウン」することの利点として，①注射回数の減少，②食後を中心とした低血糖頻度の減少，③体重減少などを上げることができます．「ステップダウン」できるかどうかは空腹時血糖値が 110 ～ 120 mg/dL 以下にコントロールされていることや先述の血中 CPR を用いた指標（食後 1 時間

CPR 3.0 ng/mL 以上など）を満たすかどうかに加えて，超速効型インスリンの投与量の合計が 0.25 単位 /kg 以下（たとえば体重 60 kg の患者で 15 単位以下）かどうかにより，ある程度予測することができます[3].

　参考までに，BBT から BPT へ移行する前後での血糖変動をリブレ Pro® を用いてモニターできた 71 歳の女性例を提示します（図 14）．超速効型インスリンのアピドラ®毎食直前 3 回注射から GLP-1 受容体作動薬のビクトーザ®朝 1 回注射に変更後，食後高血糖のさらなる低下を目指して α-GI セイブル®の追加を行いました．その結果，注射回数は 4 回から 2 回に減ったにもかかわらず，平均血糖値，血糖変動を表す指標である SD および MAGE が明らかに改善し，この際，低血糖はまったく起きていないことを確認することができます（図 15，16，表 10）．

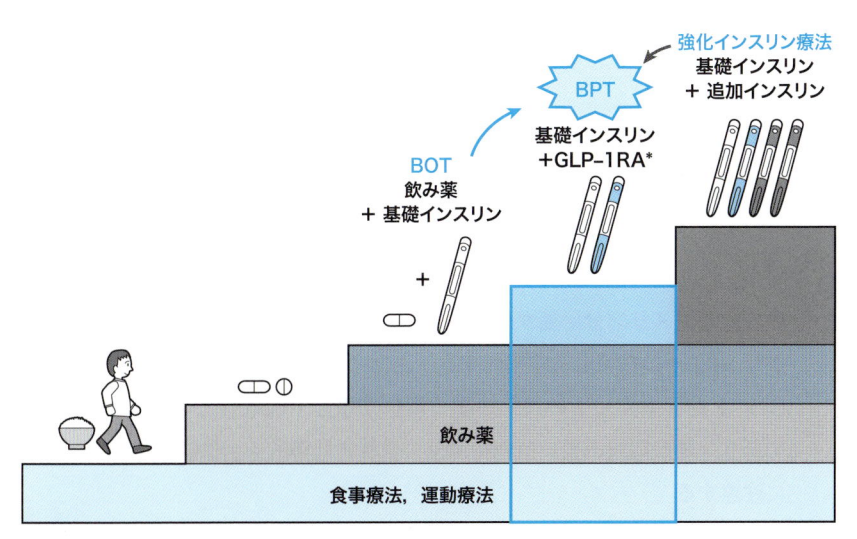

図13 糖尿病治療の新しいステップ〜 BPT の導入〜
＊GLP-1 受容体作動薬

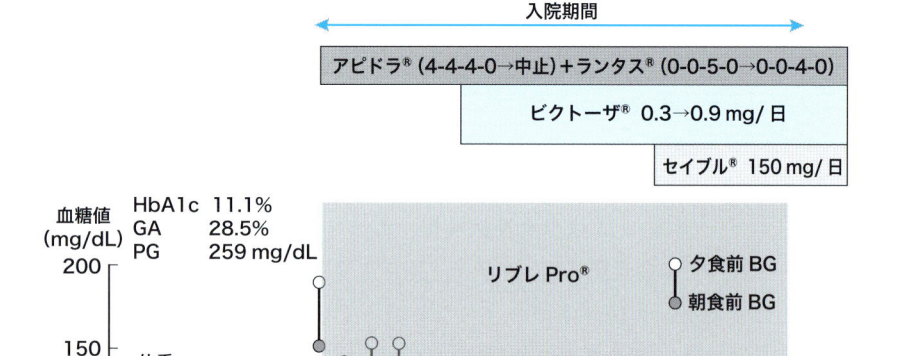

図14 症例：70歳代，女性．罹病期間15年　BMI 20.5　眼底A2　eGFR 94　食後血中CPR 3.3 ng/mL

チャート上の「頻回インスリン療法」とBPTとの比較を**表11**に示しました．

POINT

☑ 内因性インスリン分泌能が保たれている症例では，「頻回インスリン療法」よりBPTへの移行をまず検討する．

☑ GLP-1受容体作動薬の最大の副作用は「悪心や嘔吐などの消化器症状」であり，罹病期間の長い症例や高度の自律神経障害を合併する症例では特に注意する．

☑ 空腹時血糖値が良好で，内因性インスリン分泌能が保たれた症例や超速効型インスリンの投与量が少ない場合は，BBTからBPTへのステップダウンを検討する．

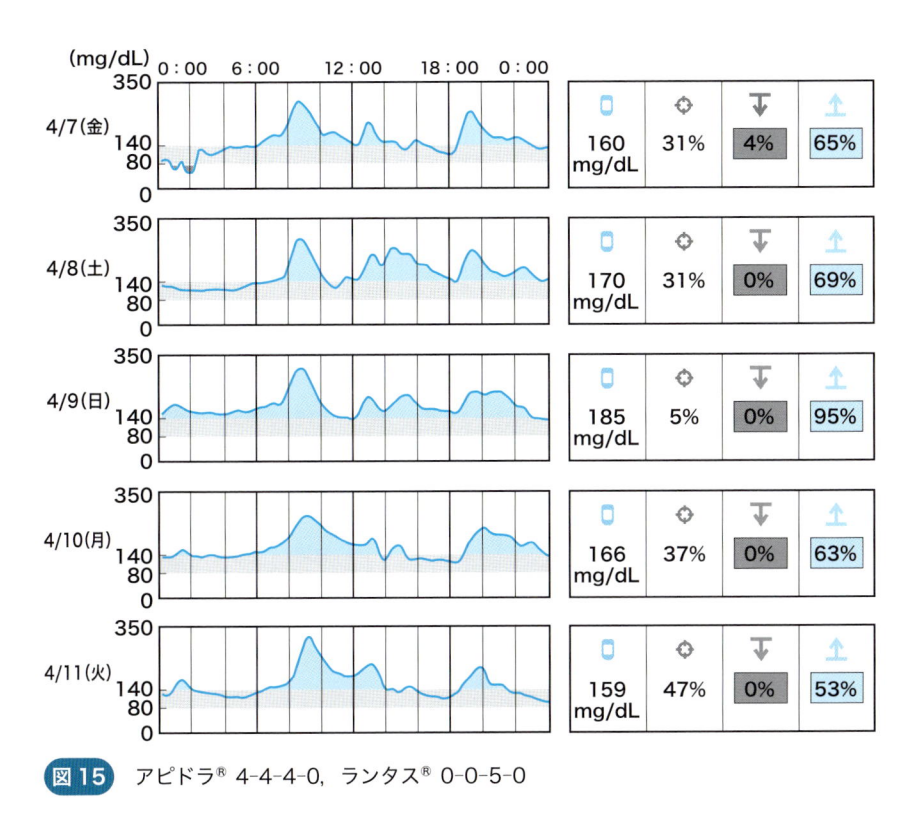

図15 アピドラ® 4-4-4-0, ランタス® 0-0-5-0

2. 番度チャートを用いた治療の実際　～バーチャル症例クイズ～ [注射薬編]

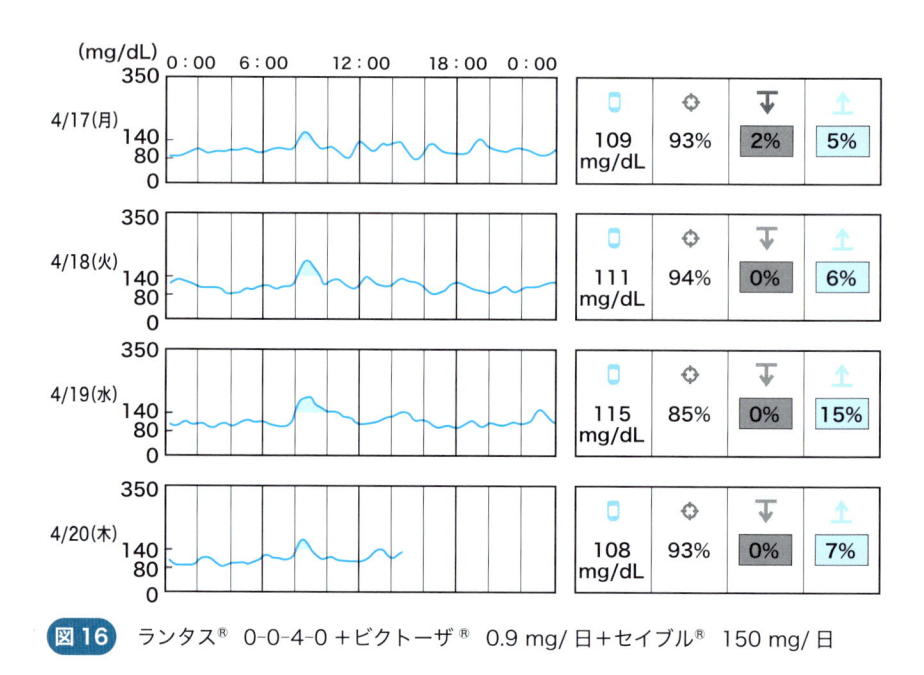

図16 ランタス® 0-0-4-0 ＋ビクトーザ® 0.9 mg/ 日＋セイブル® 150 mg/ 日

表10 症例：薬剤投与ステージ別にみた血糖変動指標の推移

薬物投与ステージ	平均血糖値 （mg/dL）	標準偏差（SD） （mg/dL）	MAGE （mg/dL）
インスリン4回注射	169.7	76.2	78.0
インスリン4回注射 ＋ビクトーザ® 漸増	126.2	34.7	46.4
インスリン1回注射 ＋ビクトーザ® 0.9 mg/ 日 ＋セイブル® 150 mg/ 日	112.2	26.6	34.8

表11 頻回インスリン注射と BPT の比較

	頻回インスリン注射	BPT
主な対象	内因性インスリン分泌能が低下したやせ傾向の患者	内因性インスリン分泌能が保持された肥満傾向の患者
方法	持効型溶解インスリンの 1 回注射＋超速効型インスリンの毎食直前 1 回以上の注射	持効型溶解インスリンの 1 回注射＋GLP-1 受容体作動薬
利点	①食事パターンの変動にフレキシブルに対応できる ②やせ傾向の患者では体重増加が期待できる	①1 日 2 回までの注射で対応可能 ②食後を中心に低血糖になりにくい ③体重減少が期待できる ④ SMBG を用いたインスリン量の調整が比較的容易
欠点	① SMBG を用いたインスリン量の調整がやや煩雑 ②注射回数が 2 回以上で手技がやや煩雑 ③食後を中心に低血糖が起きやすい ④体重が増加しやすい　など	①消化器症状が出やすい ②内因性インスリン分泌能が低下した患者では効果が出にくい ③コスト高　など

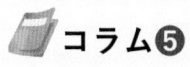

コラム❺

週 1 回投与の新規 GLP-1 受容体作動薬「セマグルチド」に注目！

　週 1 回投与の新規 GLP-1 受容体作動薬「セマグルチド（商品名：オゼンピック®皮下注 2 mg）」が 2018 年 5 月下旬以降，日常臨床の場で使用が可能になります．本薬の大きな特徴はデュラグルチド（商品名：トルリシティ®）と同様，週 1 回投与で「振盪撹拌が不要」ということに加えて，低分子量のため使用する針が細く（34G，デュラグルチドは 29G），かつ用量設定（0.25 mg，0.5 mg，1.0 mg）ができるということです．

　ちなみに 2016 年 9 月の NEJM 誌に本薬を用いた画期的な大規模前向きランダム化比較試験（SUSTAIN-6）の成績が発表されました．SUSTAIN-6 で対象になったのは心血管イベント発生リスクの高い（心血管疾患の既往もしくは慢性腎臓病）成人 2 型糖尿病患者 3,297 名で，セマグルチド（0.5

mg もしくは 1.0 mg）を標準治療に追加投与した群（1,648 名）ではプラ
セボ投与群（1,649 名）に比べて，3 ポイント MACE（心血管死，非致死
性心筋梗塞または非致死性脳卒中）の発症が，統計学的有意に 26％低下し
ていました.

　この 3 ポイント MACE 低下率 26％という数字は米国 FDA の勧告に基
づきこれまで行われた心血管アウトカム試験（いわゆる CVOT）の中では
群 を 抜 い て 高 い 数 字 で し た（SGLT2 阻 害 薬 を 用 い た EMPAREG-
OUTCOME 試験と CANVAS PROGRAM で 14％，1 日 1 回投与の GLP-
1 受容体作動薬リラグルチドを用いた LEADER 試験で 13％）.

　もうひとつの SUSTAIN-6 における大きな特徴は SGLT2 阻害薬エンパグ
リフロジン（商品名：ジャディアンス®）を用いた EMPAREG-OUTCOME
試験では観察期間 3.1 年間で非致死性心筋梗塞または非致死性脳卒中に有
意な低下はなく心血管死亡のみで 38％の有意な低下が得られたのに対して，
SUSTAIN-6 では観察期間 2 年間において心血管死のアウトカムには違いが
認められなかったものの（2％のリスク低下），非致死性の脳卒中のリスク
は統計学的に有意に 39％低下し，また，統計学的には有意でないものの非
致死性の心筋梗塞が 26％低下しました.　このことは，少なくとも投与開始
から 2 〜 3 年の観察期間において，エンパグリフロジンは動脈硬化進展抑
制以外の機序を介して, 一方セマグルチドは「動脈硬化の進展抑制を介して」
3 ポイント MACE を減らしたということがいえると思います.

　さらに SUSTAIN-6 ではセマグルチド 1.0 mg 投与により，2 年間で
HbA1c が 1.4％，体重が 4.9 kg 低下し，セマグルチド投与群全体でみる
と腎症の新規発症および増悪は 36％抑制されました.　この事実はセマグル
チドが強力な血糖低下と体重減少効果とともに腎保護効果を合わせもつこと
を示しています.

　一方，副作用としては GLP-1 受容体作動薬共通に認められる悪心・嘔吐
などの消化器症状以外に，眼底出血や失明などの眼の合併症が統計学的有意
に 76％増加していました.　この原因の詳細は不明ですが，すでに網膜症を
もつ患者でのみ認められた成績であることより，セマグルチドのもつその強

力な血糖低下作用が関係している可能性が指摘されています．

　いずれにせよ，セマグルチドのもつこれらの特徴とエビデンス全体を考えた場合，本薬は今後，内因性インスリン分泌能が比較的保たれた肥満 2 型糖尿病患者に対する持効型インスリンとの併用も含めた強力な治療選択肢のひとつになる可能性があると考えます．

文献

1) Marso SP et al, for the LEADER Steering Committee on behalf of the LEADER Trial Investigators：Liraglutide and cardiovascular outcomes in type 2 diabetes. N Engl J Med **375**：311-322, 2016

2) Marso SP et al：SUSTAIN-6 investigators. semaglutide and cardiovascular outcomes in patients with type 2 diabetes. N Engl J Med **375**：1834-1844, 2016

3) 吉田昌史：血糖変動を考慮した糖尿病治療の実践－ BPT へのステップダウンおよび短時間作用型 GLP-1RA 導入症例の紹介．診療と新薬 **53**：107-110, 2016

4) Usui R et al：Retrospective analysis of safety and efficacy of insulin-to-liraglutide switch in Japanese type 2 diabetes：A caution against inappropriate use in patients with reduced β -cell function. J Diabetes Investig **4**：585-594, 2013

5) Kapitza C et al：Pharmacodynamic characteristics of lixisenatide once daily versus liraglutide once daily in patients with type 2 diabetes insufficiently controlled on metformin. Diabetes Obes Metab **15**：642-649, 2013

6) Højberg PV et al：Near normalisation of blood glucose improves the potentiating effect of GLP-1 on glucose-induced insulin secretion in patients with type 2 diabetes. Diabetologia **51**：632-640, 2008

Q8 重度腎障害でメトホルミンが使えない！ さあどうする？

Case 7 63歳，男性，繊維会社社長

生来健康だったが，5年前，肉眼的血尿を契機に右腎がんと診断され右腎を全摘出している．今回，健診で空腹時血糖 149 mg/dL，HbA1c 8.5％を指摘され来院．身長 170 cm，体重 80.0kg，血清クレアチニン 2.6 mg/dL（eGFR は 20.7 mL/ 分 /1.73 m^2），尿蛋白 1 ＋，尿ケトン陰性，抗 GAD 抗体陰性．肝機能，胸部 X 線，心電図，眼底所見は異常なし．トラゼンタ® 5 mg，朝 1 回の投与を開始し，食事療法（1,800 kcal，減塩 6g，蛋白制限 50 g）を指導した．いったん HbA1c は 7.4％まで低下したが，冬季に入り再び HbA1c は 8.3％まで悪化した．現在，イミダプリル 5 mg，朝，シルニジピン 10 mg，朝 1 回，フェブキソスタット 20 mg，朝，アトルバスタチン 10 mg/ 日を併用中．インスリン注射を勧めたが本人は強く拒否している．食事療法は守られている．

Question

本症例の次の一手，さてどうしますか？

まず何を考えるか？

　本症例は重度の腎障害（eGFR 20.7 mL/ 分 /1.73 m^2）を合併した血糖コントロール不良の肥満 2 型糖尿病症例です．右腎全摘後で，かつ眼底所見が正常，尿蛋白も少なめであることより，本症例の腎機能不全に対する糖尿病腎症の関与は少なさそうです．いずれにせよ，eGFR は 30 mL/ 分

/1.73 m^2 を大きく下回っており，DPP-4 阻害薬（トラゼンタ®）の「最高の相棒」であるメトホルミンは本症例では使用できません（p14 参照）．食事療法はそれなりに守られ，インスリン注射は強く拒否していることより，他系統の血糖降下薬を使用せざるを得ない状況です．

! Answer & 解説

　重度の腎・肝障害をもつ患者の場合，腎排泄性の薬剤が多い経口糖尿病薬の使用は大きく制限されます．重度の腎・肝障害時における経口糖尿病薬の適応（表12）をみる限り，「慎重投与」ながら本症例で追加投与可能な経口薬は「α-GI」と「グリニド薬」の 2 系統薬のみです．ただし，グリニド薬の中のナテグリニド（スターシス®, ファスティック®）は腎不全では活性をもつ代謝産物（M1 と M7）を含めた血中濃度が明らかに上昇するため，特に透析時の投与は禁忌となっており，本症例では避けたほうがよさそうです．もしこれらいずれかの追加，あるいは併用しても十分なコントロールが得られない場合は，トラゼンタ®を中止して GLP-1 受容体作動薬へ乗り換えてみるという手もあります．

　重度の腎・肝障害時における GLP-1 受容体作動薬の適応をみてみましょう（表13）．ビクトーザ®やリキスミア®は慎重投与であり選択できそうです．特

表12 重度の腎・肝障害時における経口糖尿病薬の使用

薬効分類	重度以上の腎障害		重度の肝障害時
	重度の腎障害時（eGFR < 30）	透析施行時	
ビグアナイド薬（メトホルミン）	禁忌	禁忌	禁忌
DPP-4 阻害薬	p11，「第 1 章-3」 表 2 参照		
スルホニル尿素（SU）薬	禁忌	禁忌	禁忌
チアゾリジン薬	禁忌	禁忌	禁忌
Α-グルコシダーゼ阻害薬	慎重投与	慎重投与	慎重投与
グリニド薬	慎重投与	ナテグリニド（禁忌）	慎重投与
SGLT2 阻害薬	禁忌	禁忌	慎重投与

2．番度チャートを用いた治療の実際　〜バーチャル症例クイズ〜［応用編］

表13 重度の腎・肝障害時における GLP-1 受容体作動薬の使用

商品名 (一般名)	重度以上の腎障害		重度の 肝障害時
	重度の腎障害時 (eGFR < 30)	透析施行時	
バイエッタ皮下注 (エキセナチド)	禁忌	禁忌	慎重投与
ビデュリオン皮下注 (エキセナチド)	禁忌	禁忌	慎重投与
ビクトーザ皮下注 (リラグルチド)	慎重投与	慎重投与	慎重投与
リキスミア皮下注 (リキシセナチド)	慎重投与	慎重投与	なし
トルリシティ皮下注アテオス (デュラグルチド)	なし	なし	なし
オゼンピック皮下注 (セマグルチド)	なし	なし	なし

に最近は混和不要な週1回投与製剤（トルリシティ®皮下注0.75 mg アテオス®
オゼンピック®皮下注2 mg）も発売されており，低血糖リスクをあまり高めず
に一定の血糖低下効果が得られ，インスリン導入を遅らせることができる場合
があります．

　これらを用いても十分なコントロールが得られない場合（特に空腹時血糖値
140 mg/dL 以上が続く場合）は，インスリン注射がどうしても必要になります．
このため p95「患者がインスリン導入を嫌がる場合はどうするか？」なども参
考にしながら粘り強くインスリン導入を説得せざるを得ないでしょう．

POINT

☑ **重度腎障害(eGFR 30 mL/ 分 /1.73 m² 未満)を合併する場合，経口糖尿病**
　薬の中では DPP-4 阻害薬(腎排泄性のものは用量調整が必要)，「α-GI」
　とナテグリニド以外の「グリニド薬」の3系統薬のみが使用可能である．

☑ **インスリン注射を拒否する患者の場合，DPP-4 阻害薬を中止して週1回**
　投与の GLP-1 受容体作動薬（トルリシティ®，オゼンピック®）へ変更す
　ることも可能である．

Q9 「最高の相棒」だけでは食後高血糖管理が困難…さあどうする？

Case 8 39歳，独身男性，電子部品工場勤務

35歳時に会社の健診で初めて尿糖を指摘．翌年の7月，高度の口渇感を自覚し，ジュースなどのソフトドリンクを大量に摂取した．この際，父親（インスリン治療中）の血糖測定器で測定した血糖値が465 mg/dLと著明な高値を示したため来院．身長174 cm，体重65.7 kg，血圧122/76 mmHg，HbA1c 12.0％，血清クレアチニン0.7 mg/dL，尿蛋白陰性，尿ケトン弱陽性，抗GAD抗体陰性．肝機能，眼底所見は異常なし．入院の上，インスリン4回注射を開始し，5日後にインスリンより離脱．以後，食事療法（1,760 kcal）および運動療法を指導するとともに，エクメット®配合錠HDとメトグルコ® 750 mg，朝夕2回を投与し，食前血糖値110 mg/dL台まで低下して退院となった．しかし現在，外来での空腹時血糖値120 mg/dL台，食後2時間血糖値260 mg/dL前後，HbA1c 8.2％前後と高値が続いている．食べ方指導（野菜から，1口30回以上噛むなど）や食後の運動指導を行ったが明らかな改善傾向なし．昼は仕事のため食事は不定期だが，朝夕は自宅で母親による食事管理が行われている．

Question

本症例の次の一手，さてどうしますか？

まず何を考えるか？

　本症例は，家族歴（父）をもつ非肥満（BMI 21.7 kg/m²）2型糖尿病症例です．いわゆる「清涼飲料水ケトーシス（p123，**コラム6**）」を契機に

糖尿病と診断され，現在，基本治療に加え，「最高の相棒」を用いた薬物治療を継続していますが，HbA1c は 8％以上と高値が続いています．測定された血糖値より HbA1c 高値の原因はどうも食前よりも食後の高血糖にあるようです．ここで，そのままチャートに沿った治療を行うと，本症例は BMI が 24 以下のため，「SGLT2 阻害薬」を追加投与する右回りルートをたどることはできず，左回りルート，すなわち「少量の SU 薬」の追加投与が選択されることになります．ただし，SU 薬は「主に食前血糖値を改善する薬」であり（p8,「第 1 章-2」参照），このため本症例に SU 薬を使用した場合，肝心の食後高血糖の改善があまり期待できないばかりか，夜間を含めた食前低血糖の発現が気がかりです．

Answer & 解説

1.「2 点配置法」で食後高血糖の改善を

まず一般的に食後高血糖が起こりやすい時間帯は何時でしょうか．夕食から朝食までの絶食時間の長さ，早朝のインスリン拮抗ホルモン（次頁，メモ 4）の増加，運動量，炭水化物摂取量などの影響などから，多くの日本人では「朝食後」と「夕食後」の血糖値が高くなりやすいことが知られています．幸い，本症例は朝夕にエクメット®とメトホルミンの内服を行っており，食事も母親の管理下にあります．そこで，この 2 ヵ所にまず食後高血糖を改善しつつ，重い低血糖を起こす危険の少ない「α-GI」を朝夕食直前に追加投与するという発想が生まれます．これが，「2 点配置法」の考え方です（p74 参照）．

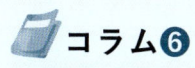

コラム❻

清涼飲料水ケトーシス

　スポーツドリンク，清涼飲料水やアイスクリームなどの糖分の多い食品を大量に摂取し続けることによって起こるケトーシス（あるいはケトアシドーシス）を伴った急性発症の高血糖状態です．1992 年 5 月，聖マリアンナ医科大学の研究グループが報告し，糖尿病性ケトアシドーシスの症状となった若い人達の多くがペットボトルで清涼飲料水を飲んでいたことから，以前は「ペットボトル症候群」と呼ばれていました．

　スポーツドリンクや市販清涼飲料の多くには，100 mL あたり 5 ～ 10 g（グラム）程度と，かなり多くの糖質が含まれています．これらを大量に摂取することにより急速な血糖値の上昇が起こり，これがブドウ糖毒性を介してさらなる高血糖をもたらし（通常 400 mg/dL 以上），ついにはケトーシスの合併に至ります．

　以前は 20 ～ 30 歳代の若者に多いとされていましたが，最近は，暑さのため，夏季を中心に発症者が多くなり，40 ～ 50 歳代以上の中高齢者にも多くなっています．治療の基本は入院のうえ，インスリン 4 回注射療法と基本治療を徹底して行い，まずブドウ糖毒性を低減させることです．これにより発症間もない患者の場合は，最終的に経口薬のみ，あるいは食事・運動療法のみでも良好な血糖コントロールを維持できる場合があります．

メモ 4：インスリン拮抗ホルモンとは？

　低血糖やストレス時に分泌されるインスリンの働きに拮抗して血糖値を上昇させるホルモンの一群で，主なものとして グルカゴン，コルチゾール，成長ホルモン，アドレナリンの 4 つがあります．特にコルチゾールと成長ホルモンには日内変動があり深夜から早朝にかけて日周期性に上昇するため，朝食後高血糖の一因になるとともに，特に基礎インスリン分泌が低下した 1 型糖尿病患者では，早朝の高血糖（いわゆる暁現象）の原因になります．

2．内服時間を合わせる

ただしこの場合，「最高の相棒」を「食後」に内服でα-GI を「食直前」に内服では，服薬アドヒアランスの面で大きな問題が生じてしまいます．そこで，「最高の相棒」の内服時間を「食後」ではなくα-GI と同じ「食直前」にシフトするというアイデアが生まれます．実際，「最高の相棒」は添付文書上でも食直前投与が可能で，特にメトホルミンは食後投与より空腹時投与のほうが薬剤の血漿中濃度（C_{max}，AUC_{last}）が上昇しやすく[1]，腸管での糖吸収抑制作用[2] が現れやすいことがわかっています．

> ちなみに，糖尿病薬以外に降圧薬やスタチン，胃薬などを併用している場合も添付文書上，これらの薬剤すべてを食直前投与に変えることが可能です．併用錠数が少ない場合は，「2 点配置法」の立場より胃腸症状の発現に気をつけながら，これらの併用薬も同時に食直前へ変更する必要があります．

もし，α-GI のみでは十分な食後高血糖の改善が得られない場合は，グリニド薬を併用（この場合はグルベス配合錠® を使用し錠数を減らすことも可能）するという，さらなる3〜4剤併用療法を行うことも可能です．ただし，あくまでもこの方法は夕方の服薬アドヒアランスが確保されていることが大前提になりますので，本症例のようにこの時間帯で確実に内服ができる対象を選んで行うことが大切です（p77，「Case 3」も参照）．筆者は「2 点配置法」を実施中の患者で，血糖コントロールの悪化を認めた場合，食事療法・運動療法の遵守状況とともに，必ず夕食時の服薬アドヒアランスを確認するように心がけています．

もし，夕方に飲み忘れがある場合には，翌朝の血糖上昇から，1日全体の血糖プロファイルの悪化につながることを伝え，「夕方〜眠前時間帯で必ず1回は内服する（ただしα-GI とグリニド薬は必ず食直前に内服）」ように指導しています．

3.「最高の相棒」に α-GI を朝夕食直前に追加投与した症例

　参考までに，「最高の相棒」に α-GI を朝夕食直前追加投与した前後での血糖変動を，リブレ Pro®を用いてモニターできた 46 歳の男性症例を呈示します（図17）．α-GI 投与後，特に朝夕食後の血糖上昇が少なくなり，血糖プロフィール全体が平坦化していることがわかります（図18, 19）．

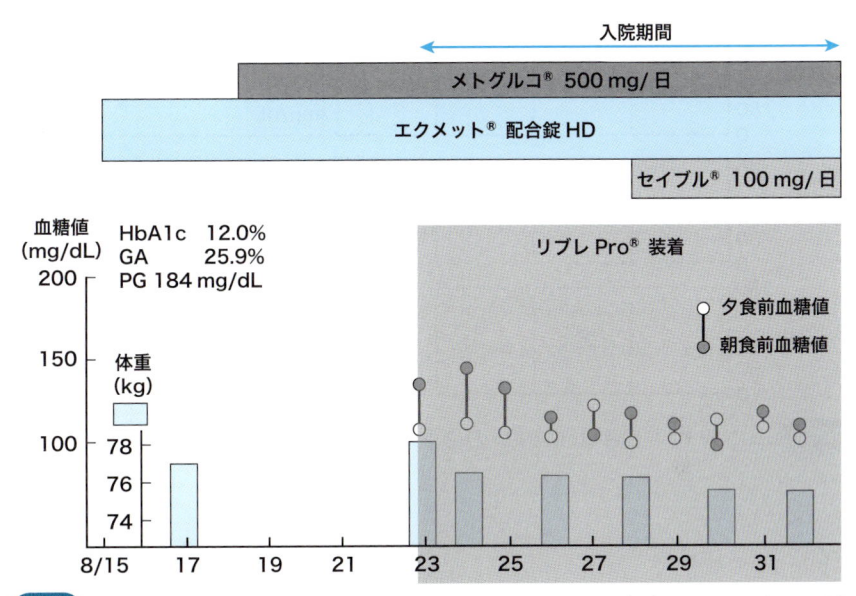

図17　症例：40 歳代，男性．罹病期間 5 年　BMI 24.9　眼底 福田 AO　eGFR 102 mL/ 分 /1.73 m²

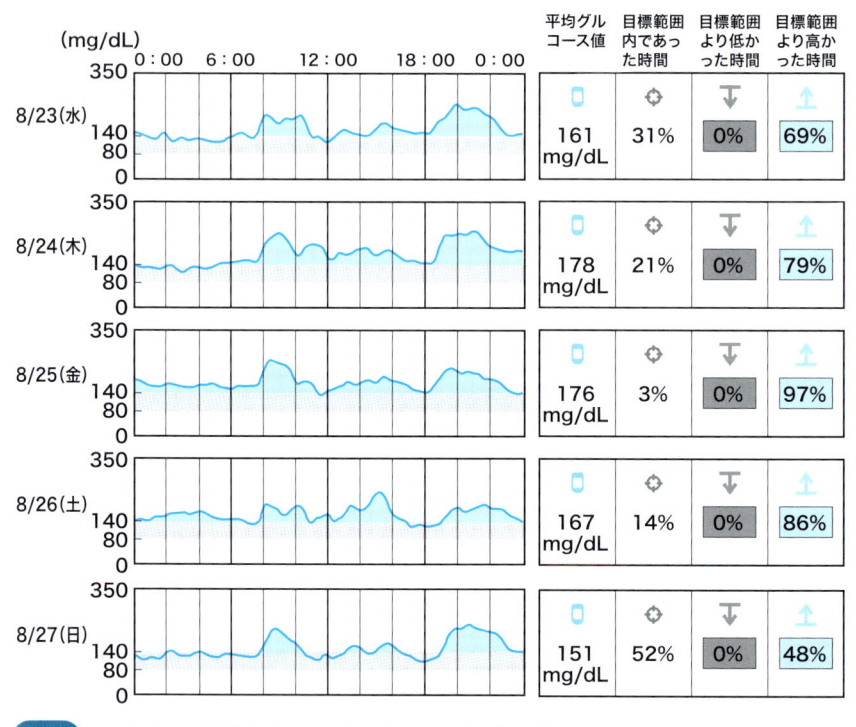

図18　エクメット® 配合錠 HD2 錠 / 分 2 ＋メトグルコ® 1,000 mg/ 分 2

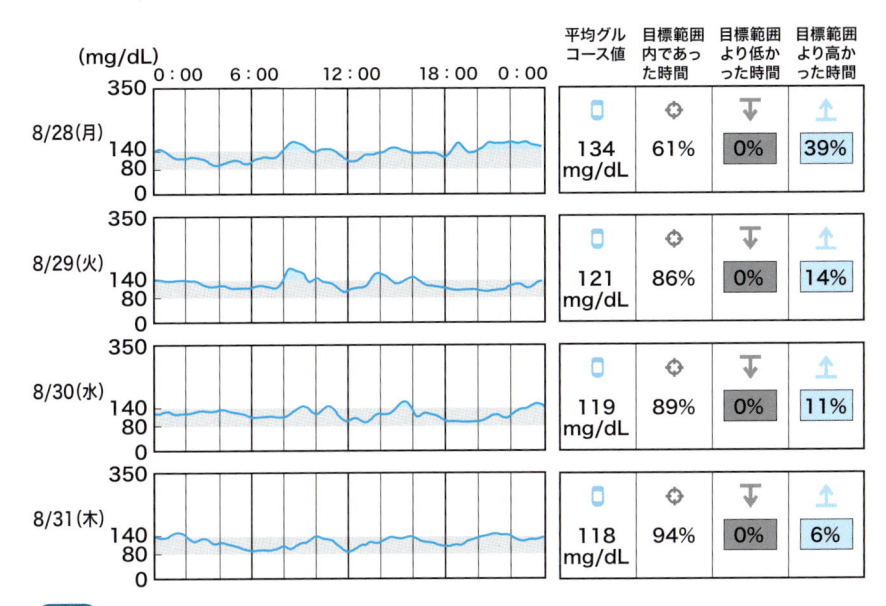

図19 エクメット® 配合錠 HD2 錠 / 分 2 ＋メトグルコ® 1,000 mg/ 分 2 ＋セイブル® 100 mg/ 分 2

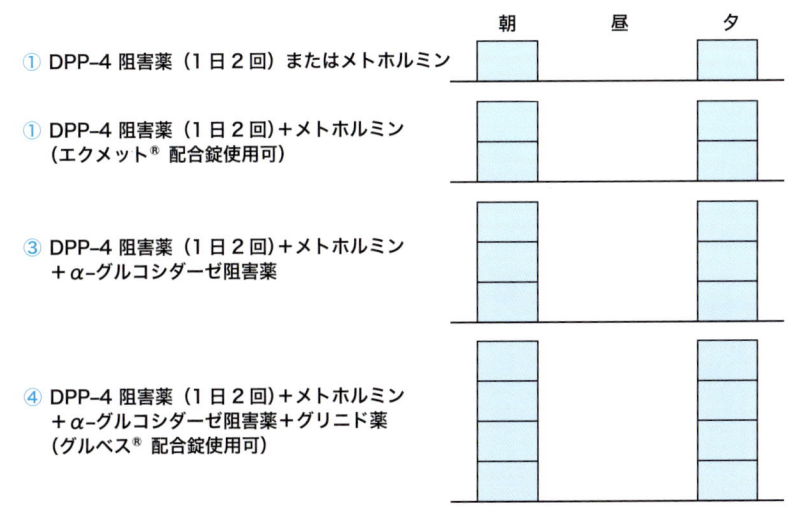

① DPP-4 阻害薬（1 日 2 回）またはメトホルミン

① DPP-4 阻害薬（1 日 2 回）＋メトホルミン（エクメット® 配合錠使用可）

③ DPP-4 阻害薬（1 日 2 回）＋メトホルミン ＋α-グルコシダーゼ阻害薬

④ DPP-4 阻害薬（1 日 2 回）＋メトホルミン ＋α-グルコシダーゼ阻害薬＋グリニド薬（グルベス® 配合錠使用可）

* ③ 以降はすべて食直前投与
* 食前血糖値が高い場合は朝夕に SU 薬の少量から中等量を追加することも可能

図20 「2 点配置法」の考え方

POINT

- ☑ 「2点配置法」は，すべての糖尿病薬を朝夕の2点に配置するという考え方であり，特に朝，夕食後の血糖管理に力を発揮する（図20）（p75，経口薬編の表5も参照）.
- ☑ 「2点配置法」実施中は，夕食時に飲み忘れがないか必ず確認を！

文献

1) Mita S et al：Bioequivalence and food effect assessment for vildagliptin/metformin fixed-dose combination tablets relative to free combination of vildagliptin and metformin in Japanese healthy subjects. Int J Clin Pharmacol Ther **54**：305-314, 2016

2) Buse JB et al：The primary glucose-lowering effect of metformin resides in the gut, not the circulation：results from short-term pharmacokinetic and 12-week dose-ranging studies. Diabetes Care **39**：198-205, 2016

Q10 空腹時血糖値と HbA1c の間に明らかな乖離がある．さあどうする？

Case 9 52歳，男性，IT 関連企業勤務

38 歳時に会社の健診で初めて糖尿病（HbA1c 8.7%）を指摘された．3 年前より紹介医に定期通院し，食事指導（1,600 kcal），レジスタンストレーニングを含めた運動指導に加えて，ジャヌビア® 25 mg，朝 1 回，メトグルコ® 500 mg，朝夕 2 回，アマリール® 0.5 mg，朝 1 回の 3 剤を内服し，HbA1c は 6.0%前後と安定していた．ところが最近になり，知人に勧められて血糖自己測定を行ったところ早朝空腹時血糖値が 140 〜 160 mg/dL と高値であることが判明した．かかりつけ医は異常ヘモグロビン血症などを疑い当科へ紹介となった．

身長 168 cm，体重 54.8 kg，血清クレアチニン 0.9 mg/dL，HbA1c 5.9%，グリコアルブミン 18.1%，尿蛋白，尿ケトン陰性，抗 GAD 抗体陰性．Hb 14.8 g/dL，赤血球変形なし，ハプトグロビン，網赤血球数正常，肝機能，胸部 X 線，心電図，腹部エコーは異常なし．眼底所見は福田分類 A2 であった．

Question

本症例の次の一手，さてどうしますか？

まず何を考えるか？

　本症例は，10 年以上の糖尿病罹病歴をもつ非肥満（BMI 19.4 kg/m²）2 型糖尿病症例です．すでに細小血管障害（眼底は福田分類 A2）を合併しています．BMI が 24 以下のため，DPP-4 阻害薬，メトホルミン，少量 SU 薬の 3 者併用はほぼチャートに沿った治療といえそうです．ところが

本例の場合，HbA1c 5.9％から予測される推定平均血糖値（mg/dL）は132 mg/dL であり（メモ5），早朝空腹時血糖値より推定される値より明らかに低値です．ジャヌビア®25 mg による食後高血糖改善作用が朝食前血糖値よりさらに食後血糖値を引き下げているとはとても思えません．このため，かかりつけ医が異常ヘモグロビン血症による HbA1c の偽性低値を疑い当院へ紹介したというのもうなずけます．

 メモ5：HbA1c から予測される「推定平均血糖値」とは？

2002 年，アメリカミズーリ州の Rohlfing らは 1 型糖尿病患者約 1,400 名を用いた Diabetes Control and Complications Trial（DCCT 研究）のデータから HbA1c 値およびそれに対応する毛細血管血糖値 1 日 7 回を用いて，線形回帰分析にて HbA1c 値と平均血糖値の関係を検討しました（Diabetes Care **25**：275-278, 2002）．その結果，HbA1c から推定される平均血糖値として以下の式が導き出されました．

推定平均血糖値（mg/dL）＝（35.6 × HbA1c）− 77.3（相関係数［r］＝ 0.82）

この関係式で導かれた予測平均血糖値は，日常臨床の場での印象とほぼ一致しています．

また，より簡便なものとして以下の式があります．こちらのほうが覚えやすく多忙な日常臨床で用いるのにより適していると思います．

推定平均血糖値（mg/dL）＝（HbA1c − 2）× 30

Answer & 解説

HbA1c が実際の血糖値より低値（すなわち偽性低値）を示す可能性のある状況として**表14**の病態が考えられます[1]．これらの多くは溶血や失血などによって赤血球寿命が短くなる病態といえます．まず本症例で HbA1c 値が偽性低値かどうかを見分ける最大のポイントはグリコアルブミンの値です．血糖値が安定化した状態では HbA1c とグリコアルブミンの比率がおおよそ 1：3 になること

表14	HbA1c が偽性低値を示す疾患・病態

・急激に発症・増悪した糖尿病
・鉄欠乏性貧血の回復時
・溶血性疾患（溶血性貧血など）
・失血後，輸血後
・エリスロポエチン治療中の腎性貧血
・肝硬変
・異常ヘモグロビン症の一部　など

が知られています．したがって，もし本症例の HbA1c が偽性低値を示しているとすると，グリコアルブミンに対する HbA1c の値は 1/3 を大きく下回るはずです．ところが本例ではこの比率はほぼ 1：3 になっていることに気づきます．その他，貧血や赤血球の変形はなく，ハプトグロビン，網赤血球数は正常であり，溶血性貧血や出血性貧血は否定的です．また肝機能正常より肝硬変も考えにくいようです．すなわち，本症例の HbA1c は偽性低値ではなくほぼ正しい平均血糖値を表しているといえそうです．

　さてここで問題になるのは HbA1c はあくまで平均血糖値を表す指標であるということです．したがって，早朝空腹時が 150 mg/dL 前後と高いということは，別の時間帯で明らかな低血糖状態になっていることを意味します．そこで本患者に午前 3 時の血糖値測定をお願いしたところ案の定，血糖値は 40 mg/dL 台と低値を示していました．そこで，まずアマリール®0.5 mg，朝 1 回の中止を指示し，さらに夜間の肝糖放出を抑える作用をもつメトグルコ®1,000 mg を 500 mg/日へ減量しました．その結果，HbA1c は 6.7％へやや増加しましたが，午前 3 時の血糖値は無事 80 〜 100 mg/dL 前後へ上昇し，同時に早朝空腹時血糖値は 120 mg/dL 前後へ低下しました．

　インスリン注射により夜間に低血糖を起こした反動で，ステロイドホルモンやアドレナリン，成長ホルモンなどインスリン拮抗ホルモン（p123，メモ 4 参

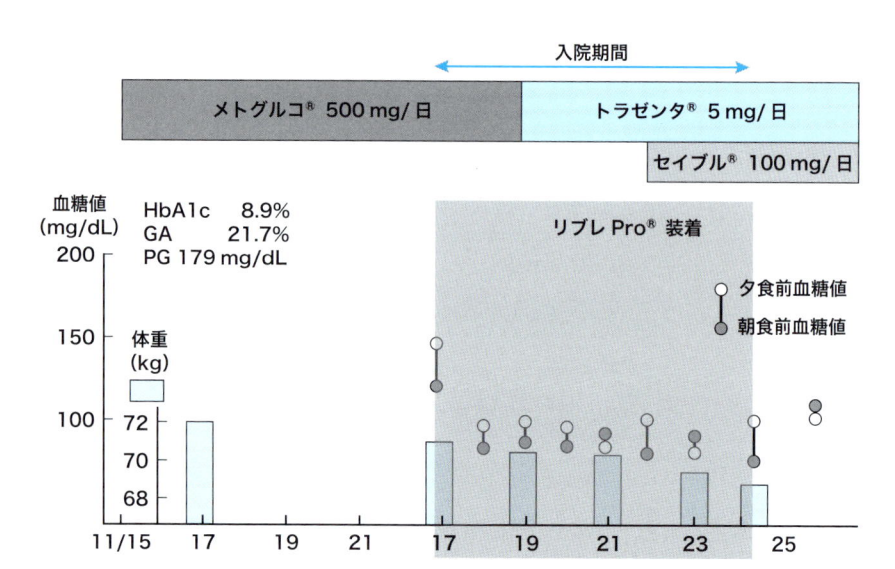

図21 症例：40歳代, 男性. 罹病期間10年　BMI 23.2　眼底 福田B1　eGFR 110 mL/分/1.73 m²

照）の分泌が高まり，朝方高血糖になる現象をその発見者の名前にちなんで「ソモジー効果」と呼びます[2]. 本例ではメトホルミンがもつ深夜の肝糖産生抑制効果に，SU薬による血糖非依存性のインスリン分泌促進効果が加わり夜間の無自覚性低血糖を引き起こし，これが「ソモジー効果」様の働きで早朝空腹血糖値を引き上げたものと推察されます.

　昨今，フラッシュグルコースモニタリング（FGM）システム（リブレ®およびリブレ Pro®）の使用が可能になり（p85, **コラム3** 参照），夜間の無自覚性低血糖の発見は格段に容易になりました. その結果，夜間の低血糖は従来考えられていたよりはるかに高頻度に起こっていることがわかってきました. **図21** は10年来の糖尿病歴をもつ48歳非肥満2型糖尿病男性の1例ですが（**図21**），FGMにてメトホルミン 250 mg，朝夕2回の内服のみで顕著な夜間の無自覚性低血糖を認めたため（**図22A**），速やかにメトホルミンをDPP-4阻害薬へ切り替えたところ，夜間低血糖の消失を認めました（**図22B**）. さらにその後α-グルコシダーゼ阻害薬を追加したところ，食後高血糖が是正されて血

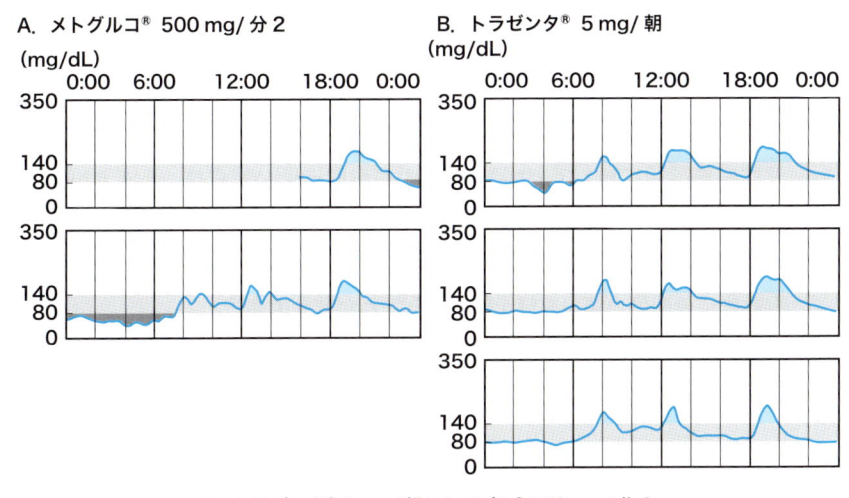

A. メトグルコ® 500 mg/ 分 2

B. トラゼンタ® 5 mg/ 朝

C. トラゼンタ® 5 mg/ 朝＋セイブル® 150 mg/ 分 3

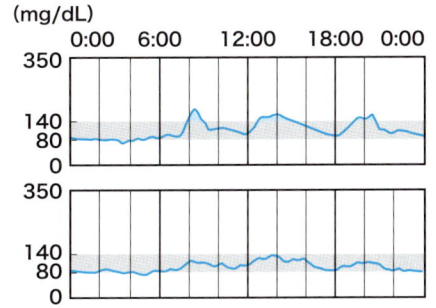

図22 図 21 と同症例における FGM データの推移

糖値が極めて平坦になっていることがわかります（図 22C）.

POINT

- ☑ 空腹時血糖値に対して HbA1c の値が相対的に低い場合は，まず HbA1c の偽性低値の起こる病態を除外し，次に夜間低血糖の存在を疑う.
- ☑ その際は，午前 3 時の自己血糖測定や FGM などの持続血糖測定を行って客観的に夜間低血糖の有無を確認することが重要である.

文献

1) 日本糖尿病学会（編・著）：糖尿病治療ガイド 2016-2017，文光堂，東京，p9，2016
2) Somogyi M：Effect of insulin hypoglycemia on alimentary hyperglycemia. J Biol Chem **193**：859-871,1951

Q11 TDS では体重管理が困難！ さあどうする？
～ TDS のセカンドステージへ～

Case 10　55 歳，女性，ドライブウェイ売店勤務

48 歳時に感冒で近医受診した際に初めて尿糖と 324 mg/dL の高血糖を指摘された．以後，大学病院にて DPP-4 阻害薬，メトホルミンおよび SU 薬による治療を受け，2 年前より近医に紹介されて同治療を継続していた．この間，アルコールを含めた間食や内服の飲み忘れなどがあり，HbA1c 8％台と高値が続くため当科へ入院となった．身長 152 cm，体重 60.8 kg，血清クレアチニン 0.5 mg/dL，尿蛋白，尿ケトン陰性，抗 GAD 抗体陰性．食後 1 時間 C ペプチド 3.5 ng/mL，肝機能，胸部 X 線，心電図，眼底所見は異常なし．腹部エコーにて脂肪肝の所見あり．

入院後，体重増加に作用する SU 薬（p7，「第 1 章-2」参照）を中止し，食事（糖尿病食 17 単位，低コレステロール食），運動療法（レジスタンストレーニング 10 分と 40 分の有酸素運動）に加え，オングリザ 5 mg，朝 1 回，メトグルコ®750 mg，朝夕 2 回，フォシーガ®5 mg，朝 1 回の内服を行い，リブレ Pro を用いた血糖値は，1 日を通じて 80 ～ 140 mg/dL 台に安定し，体重は 56.8 kg にまで減少し退院となった．ところが，退院から半年たった現在，再び HbA1c は 8.5％台，体重も 60.2 kg へ増加している．本人の弁では，仕事のストレスや付き合いで，ついついアルコールや甘いお菓子に手が出てしまい，運動もさぼりがちとのことであった．

Question

本症例の次の一手，さてどうしますか？

まず何を考えるか？

　本症例は，「トリプル・ドラッグ・ストラテジー（Triple Drug Strategy：TDS）」（p83 参照）を施行中の肥満（入院時 BMI 26.3 kg/m²）2 型糖尿病症例です．入院中は，SU 薬の中止と食事と運動療法の徹底により，血糖値は良好にコントロールされ体重もやや減少傾向でした．しかし，退院から半年が経過した現在，食事の乱れ，運動量の低下などから，再び血糖値，体重は入院前のレベルに戻ってしまいました．これには SGLT2 阻害薬の投与による「甘味への嗜好」の亢進も関与している可能性があります．

 ## Answer & 解説

　本症例における最大の問題点は，その「抑制困難な食欲」にあります．これさえコントロールできれば，食後 1 時間 C ペプチド 3.5 ng/mL と内因性インスリン分泌能はかなり保たれていることより，TDS を用いることで，ある程度の血糖コントロールは可能なはずです．しかし，SU 薬をはじめとした多くの経口糖尿病薬は食欲を亢進させてしまうという欠点があります（p8, 表 1 参照）．唯一，食欲抑制寄りに働くメトホルミンはすでにほぼ十分量が投与されています．

1．メトホルミン以外に食欲抑制作用のある薬剤は？

　さて，現在使用可能な血糖降下薬の中で最も食欲抑制作用が強い薬剤は，他ならぬ「GLP-1 受容体作動薬」です．GLP-1 受容体作動薬は血糖低下作用のみならず DPP-4 阻害薬では期待できなかった胃内容の排泄遅延作用，視床下部における食欲抑制などを介して体重減少効果を期待することができます（p118,「Case7」参照）．そこで，先発の「DPP-4 阻害薬」を「GLP-1 受容体作動薬」へ変更するという発想が生まれます．

2. トリプル・ドラッグ・ストラテジー・スーパー（Triple Drug Strategy Super：TDS$_2$）の効果

筆者はこの肥満 2 型糖尿病患者に対する「メトホルミン + SGLT2 阻害薬 + GLP-1 受容体作動薬の 3 者併用療法」を，循環器領域での CHADS$_2$ にならって「トリプル・ドラッグ・ストラテジー・スーパー：Triple Drug Strategy Super：TDS$_2$）」と呼んでいます．もちろんこれも筆者の造語です．

この TDS$_2$ を肥満 2 型糖尿病患者に対して行うことで期待される効果は TDS と同じく以下のように列挙することができます．

❶ 確実な HbA1c 低下効果（2 〜 3%以上）
❷ 食前・食後のバランスよい血糖低下効果
❸ 体重減少効果（特に内臓脂肪・脂肪肝の改善）
❹ 血圧低下効果
❺ 脂質改善作用（特に TG 低下と HDL-C 増加）
❻ 少ない低血糖発現（特に重篤なもの）
❼ 膵 β 細胞保護効果
❽ 心血管疾患予防・進展防止効果，など

ただし，特に❶，❸ および❽ の項目に関しては，GLP-1 受容体作動薬のもつ，より強力な HbA1c 低下作用，上述の食欲抑制効果とこれまでの大規模前向き臨床試験の成績[1,2] より，TDS 以上の効果が期待できるはずです．

3. TDS から TDS$_2$ に変更した症例

参考までに，TDS 施行中に血糖値と体重の増加を認めた際，TDS$_2$ へ変更し，再び血糖値と体重の低下を認めた 63 歳肥満女性症例の HbA1c と体重の推移を示します（図 23）．

この症例では残念なことに，いったん低下傾向を示した本症例の HbA1c と体重も TDS$_2$ 開始からおよそ半年後に再び増加に転じてしまいました．TDS$_2$ も決して万能ではなく，食欲の抑制は薬物治療のみでは限界があることも事実なのです．

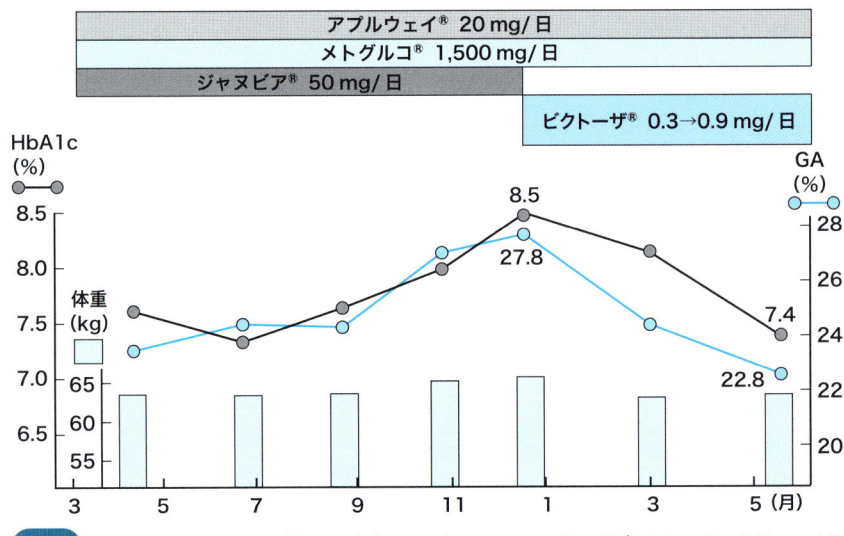

図23 症例：60 歳代，女性．罹病期間 8 年　BMI 27.3　眼底 A2　sCr 0.7 mg/dL
高血圧，脂質異常症あり

POINT

- ☑ TDS で食欲抑制が困難な症例では，DPP-4 阻害薬の GLP-1 受容体作動薬への変更（TDS₂）を検討する．
- ☑ TDS₂ は TDS 以上の血糖低下，体重減少および心血管疾患の進展予防効果が期待できる併用療法である．
- ☑ ただし，TDS₂ を用いても食欲抑制や体重減少効果が不十分な症例が存在する．

文献

1) Steven P et al：For the LEADER Steering Committee on behalf of the LEADER Trial Investigators：Liraglutide and cardiovascular outcomes in type 2 diabetes. N Engl J Med **375**：311-322, 2016

2) Marso SP et al；SUSTAIN-6 Investigators：Semaglutide and cardiovascular outcomes in patients with type 2 diabetes. N Engl J Med **375**：1834-1844, 2016

Q12 認知症合併でインスリン自己注射が困難！さあどうする？

Case 11 81歳，女性，無職

61歳時に会社の健診で初めて糖尿病（HbA1c 6.8％）を指摘された．3年前より紹介医に定期通院し，食事指導（1,400 kcal）に加えてグラクティブ®50 mg，朝1回，メトグルコ®500 mg，朝夕2回，アマリール®0.5 mg，朝夕2回の3剤を内服し，HbA1c は 7.0％前後と安定していた．ところが最近になり，HbA1c 8.0％台へ血糖値の上昇を認め，直近の受診では，随時血糖値 298 mg/dL，HbA1c 8.5％とさらなる増加を認めたため，紹介医はインスリンの適応と判断した．しかし，診察の日時や持参物を忘れてしまうなど認知機能の低下があり同院では注射指導が実施困難という理由で，当科へ紹介となった．

身長 152 cm，体重 44.8 kg，血清クレアチニン 0.6 mg/dL，尿蛋白，尿ケトン陰性，抗 GAD 抗体陰性．肝機能，胸部 X 線，心電図，腹部エコーは異常なし．眼底所見は福田分類 A2，HDS-R 17点，MMSE 20点（**メモ6**）．キーパーソンは長男（市役所勤務 56歳）である．

Question

本症例に対する適切な対処法は次のうちどれでしょうか？

a）家族の監視下でインスリングラルギン BS 注（インスリングラルギン，持効型溶解インスリン製剤）3単位，1日朝食前1回を開始する

b）グルコバイ®（アカルボース，α-GI）0.2 mg，1日各食直前3回を追加する．

c）アマリール®をファスティック（ナテグリニド，グリニド薬）90 mg，1日各食直前3回に変更する

d）アクトス®（ピオグリタゾン塩酸塩，TZD）7.5 mg，1 日朝 1 回を
　追加する
e）グラクティブ®をトルリシティ®皮下注 0.75 mg アテオス®（デュラ
　グルチド注射液，GLP-1 受容体作動薬）に変更し，家族の監視下
　で週 1 回朝食前に注射する
f）その他

まず何を考えるか？

　3 剤併用療法（メトホルミン，DPP-4 阻害薬，中等量の SU 薬）中に血
糖コントロールが悪化した認知症合併非肥満 2 型糖尿病の症例です．小柄
な体格の割にメトホルミンは 1 日 1,000 mg とすでに相当量が処方されて
おり，SU 薬も年齢や低血糖のリスクを考えると，これ以上の増量は望ま
しくありません．ここでチャートに沿って考えると，紹介医の判断どおり，
次の選択肢はやはり「BOT」になりそうです．ところが，患者はすでに
中等度以上の認知症を合併しており，そもそもインスリン自己注射自体が
難しそうです．

Answer & 解説

　HDS-R 17 点とかなりの認知症の合併があるものの，幸い，本症例にはキー
パーソンとして市役所勤務の長男がいます．この方か，あるいはその他の家族
の監視下で，出勤前の時間を利用して朝 1 回の BOT を始めるという a の方法が
まず頭に浮かびます．さらに，トルリシティ®皮下注 0.75 mg アテオス®を家族
の監視下で，週 1 回皮下注するという f の方法は，吐き気や体重減少などの懸
念はあるものの，その簡便性から一度試してみる価値はありそうです．
　その一方で，随時血糖値（298 mg/dL）より食後高血糖は明らかに認められ
ますが，b の「α-GI の追加」や c の「グリニド薬を SU 薬から変更する」とい

う方法は服薬アドヒアランスの面で大きな問題がありますし，HbA1c低下効果にも不安が残ります．dの「アクトス®の追加投与」も，本症例のようなやせた高齢女性に対する少量（7.5 mg/日）の血糖低下効果は限定的といわざるを得ません．

　したがって，この設問の解答は一見してaもしくはfで落ち着きそうです．

　でもちょっと待ってください．本症例で血糖値が悪化したそもそもの原因は何でしょうか．経過からするとどうも認知症の進行とともに血糖コントロールも悪化している印象を受けます．実は，その後，キーパーソンの長男が患者の自室の押入れを開けたところ，ビニール袋の中から大量の残薬が見つかりました．血糖が悪化した最大の原因は，実は「服薬がほとんどなされていなかったこと」だったのです．

　そこで，まず行うべき対処法として，内服薬を家族が監視しやすい朝の時間帯に集中させること，すなわち「一極集中法」（p74参照）を採用することになりました．

　外来担当医は，紹介医からの内服をすべて中止し，DPP-4阻害薬（ネシーナ®25 mg）とメトホルミン500 mgの配合薬である「イニシンク®配合錠」とグリミクロン®40 mgの朝食前1回投与（計2錠のみ）に切り替え，必ず家族の監視下で確実に内服するように指導しました．その結果，2ヵ月後のHbA1cは7.2%まで改善し，再び紹介医のもとでの管理が可能になりました．

> **Answer**　f）その他

「一極集中法」を指導する場合にひとつ注意すべきことは，「この1回の内服を忘れると1日中まったく薬が投与されなくなる」ということをあまりに強調しすぎると，監視する家族や介護者に大きな精神的ストレスを与えかねないことです．

その結果，一極集中法の継続が困難になることがありますので，「もし朝食直前の内服ができなければ食間，あるいは食後でもよいですから，できる限り1日1回，内服されたことを確認するようにしてください」と指導すると，家族や介護者のストレスもかなり和らぐと思います．

POINT

☑ 「一極集中法」は，確実に内服が可能，あるいは家族や介護者が監視できる1つの時間帯のみに内服を集中させる方法である．

☑ 「一極集中法」の考え方（図24，25）を参考に実践してみよう（p75「経口薬編」表5も参照）．

☑ 監視する家族や介護者に過度のストレスを与えないことが「一極集中法」を継続させるコツである．

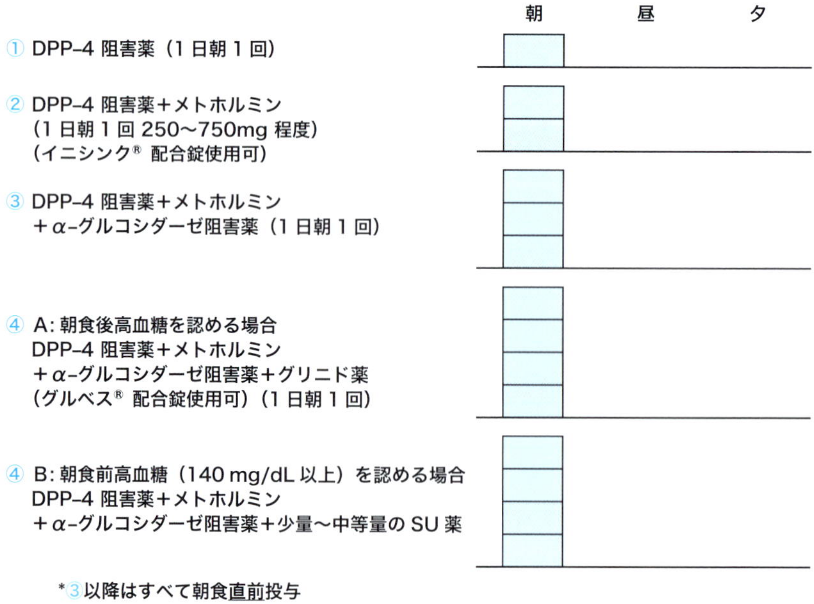

	朝	昼	夕

① DPP-4 阻害薬（1日朝1回）

② DPP-4 阻害薬＋メトホルミン
（1日朝1回 250〜750mg 程度）
（イニシンク® 配合錠使用可）

③ DPP-4 阻害薬＋メトホルミン
＋α-グルコシダーゼ阻害薬（1日朝1回）

④ A: 朝食後高血糖を認める場合
DPP-4 阻害薬＋メトホルミン
＋α-グルコシダーゼ阻害薬＋グリニド薬
（グルベス® 配合錠使用可）（1日朝1回）

④ B: 朝食前高血糖（140 mg/dL 以上）を認める場合
DPP-4 阻害薬＋メトホルミン
＋α-グルコシダーゼ阻害薬＋少量〜中等量の SU 薬

*3 以降はすべて朝食直前投与

図24 「一極集中法」の考え方（朝に一極化する場合）―経口薬編

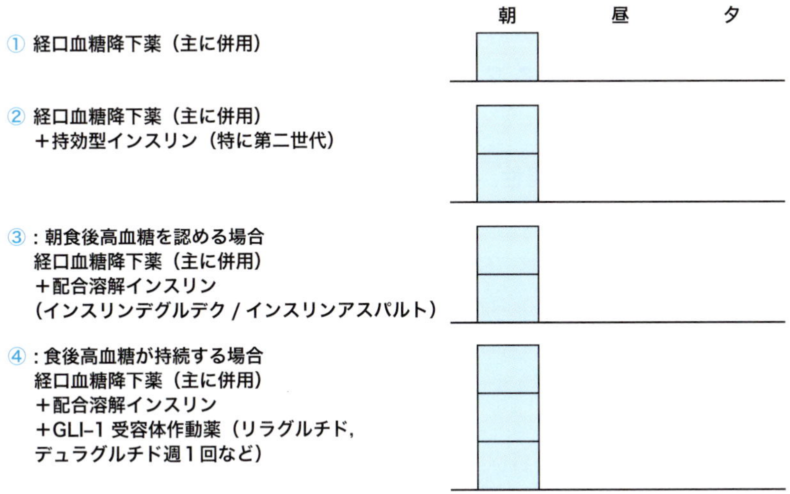

	朝	昼	夕

① 経口血糖降下薬（主に併用）

② 経口血糖降下薬（主に併用）
　＋持効型インスリン（特に第二世代）

③：朝食後高血糖を認める場合
　　経口血糖降下薬（主に併用）
　　＋配合溶解インスリン
　　（インスリンデグルデク / インスリンアスパルト）

④：食後高血糖が持続する場合
　　経口血糖降下薬（主に併用）
　　＋配合溶解インスリン
　　＋GLI-1 受容体作動薬（リラグルチド,
　　デュラグルチド週1回など）

＊ すべて朝食直前投与
＊② 以降は原則,「3-3-1 法」で朝のインスリン量を調節する

図25　「一極集中法」の考え方（朝に一極化する場合）—注射薬編

✏ メモ6：HDS-R と MMSE

　ともに日常臨床上最も汎用されている認知機能検査であり，日本糖尿病学会と日本老年医学会の合同委員会は認知症のスクリーニング検査のひとつとして推奨しています．簡単に2つの検査の特徴をまとめると以下のようになります．

　• HDS-R（Hasegawa's Dementia Scale-Revised：改訂長谷川式認知症スケール）：見当識，3単語記銘などの計9項目からなる30点満点の認知機能検査．20点以下が認知症疑い．

　• MMSE（Mini-Mental State Examination：ミニメンタルステート検査）：見当識，3単語記銘，図形模写などの計11項目からなる30点満点の認知機能検査．23点以下が認知症疑い，27点以下は軽度認知障害（MCI）が疑われる．

　なお，検査に要する時間はともに6〜10分程度です．

Q13 食後高血糖メインで BOT から入りづらい！さあどうする？

Case 12 62 歳，男性，パート業（夕食の宅配）

52 歳時に胃の間質性腫瘍（GIST）で幽門側胃切除術（1/2 切除）を受けた．3 歳上の兄が糖尿病でインスリン治療中．58 歳時，外科での採血にて HbA1c 8.7％，随時血糖値 289 mg/dL と高血糖を指摘され当科へ紹介された．入院のうえ，食事（糖尿病食 20 単位），運動療法（食後を中心に 1 日 7,000 歩以上），テネリア®20 mg，朝 1 回，メトグルコ®500 mg，朝夕 2 回，グリミクロン 20 mg，朝 1 回の内服を行い，食前血糖値 100 mg/dL 前後，食後 2 時間血糖値 140 mg/dL 前後まで改善し退院となった．

退院後，一時 HbA1c は 6.2％にまで改善したが，2 年前に退職し，現職についた後は独居となり生活が急に不規則になった．HbA1c は再び 8％台に悪化し，食後高血糖を認めたため，再度の栄養指導に加えて半年前よりセイブル®150 mg/毎食前 3 回を追加した．しかし HbA1c 8％台が持続したため外来担当医はこの時点でインスリンの適応と判断し，再入院を勧めたが仕事の都合で困難とのことであった．

身長 170 cm，体重 59.8 kg，朝前血糖値 127 mg/dL，食後 1 時間血糖値 308 mg/dL，食後 1 時間 CPR 2.3 ng/mL，血清クレアチニン 0.7 mg/dL，尿蛋白，尿ケトン陰性，抗 GAD 抗体陰性，肝機能，胸部 X 線，心電図，眼底所見は異常なし．腹部 CT 検査では GIST の再発所見なし．

Question

本症例の次の一手，さてどうしますか？

まず何を考えるか？

　本症例は，胃切除歴と糖尿病の家族歴（兄）をもつ非肥満糖尿病症例です．入院中は，食事療法・運動療法と3剤併用療法にて食前・食後を含めて血糖値はほぼ良好にコントロールされていました．しかし，退職後は独居とシフト制のパート業務から食事を中心に生活リズムが乱れ，α-GI を追加投与しても，食後を中心とした高血糖状態がなかなか改善しません．

　ここで，そのままチャートに沿った治療を行うと，基本薬3剤以上の併用下で HbA1c 8％以上が持続しているので，紹介医の判断どおり，次の選択肢はやはりインスリン注射，特に「BOT」ということになりそうです．ところが，本症例の血糖パターンは胃切除の影響を受け，食後高血糖がメインで，食前血糖値は BOT が安全に開始できる 140 mg/dL を超えてはいないようです．

 ## Answer & 解説

1．胃切除後は食後高血糖が起こりやすくなる

　胃切除後に起こるいわゆる「胃切除後症候群」は，胃のどの部分を切除したか，どのくらいの範囲を切除したかによって症状が異なります．

　たとえば，噴門部を切除した場合は，食べ物が食道に逆流しやすくなるため，「逆流性食道炎」が起こりやすくなります．一方，本症例のように幽門部を切除した場合は，食べ物をためおく機能が失われ，小腸に一度に流れ込むため，食後高血糖が起こりやすくなります．筆者の経験では，胃切除後は本症例のように5年前後を境に食後高血糖を中心とした糖尿病が顕在化しやすいという印象があります．

2．高度の食後高血糖では「超速効型インスリン1日3回注射法」を

　さて，2型糖尿病は追加インスリン分泌の不足により食前より食後の血糖値

から上昇するのが一般的です．さらに本症例のような胃切除後の患者や，肝硬変，腎不全，高齢者，低栄養状態の患者では，肝・腎における食前の糖放出の低下や食後の肝臓での糖取り込み低下などにより，食前血糖値は低めでも，高度の食後高血糖を引き起こしやすいのが特徴です．このような場合，HbA1c 8％以上のみに目を奪われて安易に BOT を開始すると，食前の低血糖，ひいては突然死にもつながりかねない夜間の無自覚性低血糖[1] を引き起こすリスクが高まります．したがってこの場合は，注射回数は増えますが，BOT ではなく，食後高血糖のみにターゲットを絞りやすい「超速効型インスリン 1 日 3 回注射法」でインスリン導入を開始するほうが安全です．

　具体的には超速効型インスリンを「毎食直前に 2 〜 3 単位から開始」します[2]．この量であれば，食直前に注射する限り低血糖になる心配はほとんどありませんし，何より最も恐ろしい夜間の無自覚性低血糖を引き起こすリスクは皆無に近いといえます．インスリン量の調節は原則として「責任インスリンの考え方」に基づき，食後（食後開始から起算します）1 〜 2 時間血糖値をメルクマールに行います．具体的には「インスリン自己調整法指導用紙の一例（4 回注射用）」（p103，表 8）の②食後 1 〜 2 時間血糖値「100 〜 200 mg/dL」の部分を参照ください．もちろん頻回注射法に自信がない場合は，早めに専門医へコンサルトすることをお勧めします．

3．どの超速効型インスリン製剤を使うか？

　現在市販されている超速効型インスリンには，インスリンアスパルト（ノボラピッド®注），インスリンリスプロ（ヒューマログ®注），インスリングルリジン（アピドラ®注）の 3 種類があります．これまでに行われたいくつかの臨床試験の成績[3,4] から，これら 3 つの製剤の作用特性には，わずかですが差があることが報告されています．すなわち，インスリングルリジンは最も作用発現が早く，かつ持続が短く（3 〜 4 時間），インスリンアスパルトは最も作用発現が遅く，かつ持続が長く（4 〜 6 時間），インスリンリスプロはこれら 2 製剤の中間というものです．
　したがって，臨床現場で 1 つの製剤で食後高血糖の管理が不十分で，かつイ

ンスリン増量による次の食前の低血糖が危惧される場合は，より作用時間の短い超速効型インスリン製剤に変更するという選択肢が生まれます．

　以前筆者らは，追加インスリンとしてインスリンリスプロ，基礎インスリンとしてインスリングラルギンを用いた 4 回注射法を 24 週以上施行しても HbA1c 7%以上，グリコアルブミン（GA）20%以上が続く糖尿病患者 72 例を，追加インスリンをインスリンリスプロから各食直前 1 単位ずつ増量してインスリングルリジンに切り替え，GA 20%未満を目指して，半年間追加インスリンを中心とした用量調節を前向きに行いました．その結果，自覚的低血糖の頻度を増やすことなく血糖コントロールの有意な改善（HbA1c −0.55%，GA −2.5% ともに $p < 0.01$）が得られ，切り替えの有効性が示されました[5]．

　反対に，特に食事をゆっくり召し上がる方や自律神経障害の強い症例で，超速効型インスリンの投与により食後血糖値が過度に低下し，その後上昇するような症例では，より作用時間の長い超速効型インスリン製剤への変更，あるいはよりピークが低く持続が長い速効型ヒトインスリンの食前 30 分前皮下注射への変更などを検討する必要があります．

4．「超速効型インスリン 1 日 3 回注射法」の症例

　参考までに，「超速効型インスリン 1 日 3 回注射法」により血糖コントロールの改善を認めた，代償性 C 型肝硬変合併糖尿病症例の HbA1c と GA の推移を図26 に示します．

　本症例では明らかに HbA1c が改善したにもかかわらず，低血糖症状の発現はほとんど認めませんでした．ちなみに，肝硬変状態では，赤血球寿命の短縮とアルブミン半減期の延長により HbA1c は相対的に低値を，GA は相対的に高値を示します．この場合，HbA1c と GA の同時測定を行うと，下記の計算式を用いることにより，より実際に近い HbA1c（CLD-HbA1c）を算出することができます[6]．

$$\text{CLD-HbA1c（%）} = （実測 HbA1c ＋実測 GA/3）\times 1/2$$

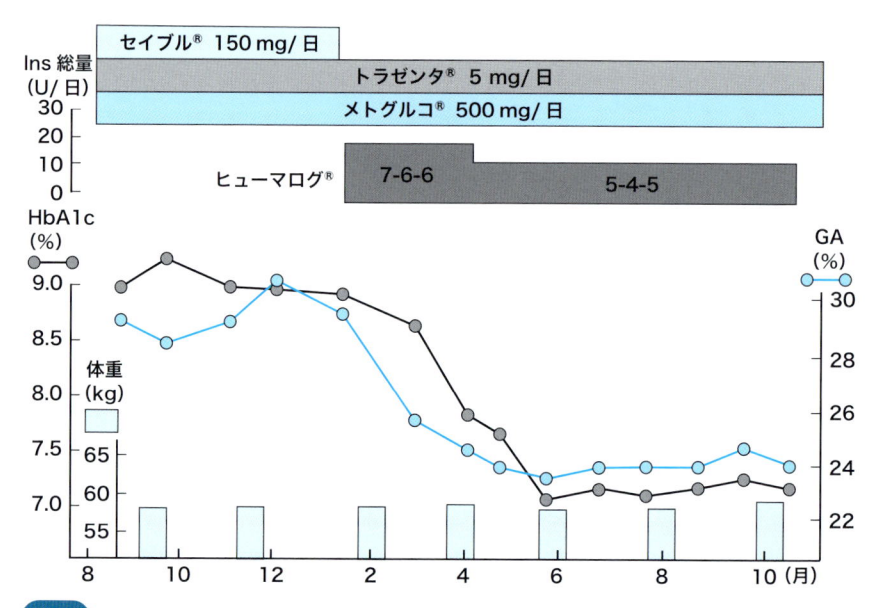

図26 症例：50歳代，男性．2型糖尿病　BMI 23.2　代償性C型肝硬変あり

POINT

☑ 幽門側胃切除後や肝硬変症例など食後高血糖メインの症例に対するインスリン導入は「BOT」ではなく「超速効型インスリン1日3回注射法」で行う．

☑ 3種類の超速効型インスリン間には作用動態に微妙な違いがあり，それらの特徴を生かした使い分けをすべきである．

☑ 「超速効型インスリン1日3回注射法」とBOTの長所と短所（表15）をおさえよう．

表15 ２つのインスリン注射法の長所と短所

	超速効型インスリン１日３回注射法	持効型溶解インスリン１日１回注射法
長所	1. １本の注射で実施可能 2. 食事時間が不規則な場合でも対応可能 （食直後打ちも可能） 3. 食後過血糖のコントロールが可能 （HbA1c 7.0％未満への達成可能） 4. 遷延性低血糖（特に夜間）になりにくい 5. ４回注射（強化インスリン療法）への移行が比較的スムーズにできる 6. 肝硬変合併，腎不全，低栄養状態，ステロイド使用下など空腹時血糖値が低めの患者でも適応可能　など	1. １日１回の注射で実施可能 （注射時間は原則制限なし） 2. １日１回の血糖自己測定（主に朝食前）でインスリンの用量調節が可能 3. 低血糖に比較的なりにくい 4. 体重増加が少ない 5. 少なくともケトーシスにならない程度の血糖コントロールが可能　など
短所	1. 食前過血糖のコントロールがやや困難 （ビグアナイドやSU薬の併用など） 2. ３回注射の受け入れがやや不良 （特に高齢者）また昼直前注射の打ち忘れが多くなりがち 3. 原則１日３回の血糖自己測定が必要でインスリンの用量調節がやや煩雑 4. 体重増加をきたしやすい　など	1. 食後過血糖のコントロールが困難 （HbA1c 7.0％未満の達成がやや困難） 2. ２回以上の注射が必要になった場合の説得にやや困難を伴う 3. 肝硬変合併，腎不全，低栄養状態，ステロイド使用下など空腹時血糖値が低めの患者には適応が困難　など

文献

1) Chow E et al：Risk of cardiac arrhythmias during hypoglycemia in patients with type 2 diabetes and cardiovascular risk. Diabetes **63**：1738-1747, 2014

2) 弘世貴久：これなら簡単 今すぐできる外来インスリン導入，メディカルレビュー社，東京，2008

3) Barnett AH：How well do rapid-acting insulins work in obese individuals? Diabetes Obes Metab **8**：388-395, 2006

4) Bolli GB et al：Comparative pharmacodynamics and pharmacokinetic characteristics of subcutaneous insulin gluisine and insulin aspart prior to a standard meal in obese subjects with type 2 diabetes. Diabetes Obes Metab **13**：251-257, 2011

5) Bando Y et al：Efficacy and safety of insulin glulisine in intensive insulin therapy：bolus insulin adjust nice control by apiDRA Study（BANDRA Study）. Diabetes Mellitus **5**：28-35, 2015

6) Koga M：CLD（chronic liver diseases）-HbA1C as a suitable indicator for estimation of mean plasma glucose in patients with chronic liver diseases. Diabetes Res Clin Pract **81**：258-262, 2008

第３章　番度チャートを使いこなそう！

Q14 ステロイド内服下で夕食後は高血糖なのに 朝食前は低血糖気味になる！　さあどうする？

Case 13　67歳，男性，無職

12年前に会社の健診で HbA1c 7.9％と初めて糖尿病を指摘された．以後，代謝科にてスイニー® 100 mg，朝夕2回，メトグルコ® 500 mg，朝夕2回の内服を行い，血糖値は HbA1c 6.5％前後に維持されていた．4年前，乾性咳嗽を契機に間質性肺炎と診断され，呼吸器科よりプレドニン®錠 30 mg，朝1回投与が開始された．これに伴い，DPP–4阻害薬のスイニー®は中止し（p10,「第1章-3」参照），メトグルコ®のみの内服に加えて超速効型インスリンのアピドラ®注毎食直前3回注射が開始された．現在プレドニン®錠は 10 mg，朝1回まで減量され，アピドラ®注（12–8–6–0）を用いて HbA1c は 7.5％前後である．一方，本症例の血糖自己測定記録（表16）をみると，昼食後は 200 mg/dL 前後，特に夕食後は 300 mg/dL 前後と高血糖を認め，反対に朝食前は 50〜80 mg/dL 前後と低血糖気味になっている．身長 162 cm，体重 54.8 kg，血管合併症なく，肝・腎機能に異常なし．

Question

本症例に対する適切な対処法は次のうちどれでしょうか？

a) 夕食後1〜2時間血糖値 250 mg/dL 未満を目標にアピドラ®注の量を1〜2単位ずつ増量する

b) 眠前に牛乳やプレーンヨーグルト 150 g 前後を摂取し，夕食後1〜2時間血糖値 200 mg/dL 未満を目標にアピドラ®注の量を1〜2単位ずつ増量する

c) プレドニン®錠の内服を朝夕（もしくは眠前）5 mg ずつの分割投与にする

d) アマリール®（グリメピリド，SU薬）0.5 mg，朝1回を追加する

表16 本症例の血糖自己測定記録（プレドニン10 mg　朝1回投与），アピドラ®注（12-8-6-0）

日＼時間	朝前	朝後	昼前	昼後	夕前	夕後	眠前	食事・運動・低血糖など
1	74				204			
2	56	226		243			284	夕は外食（20：00）
3	48		164		172	327		昼から庭の草むしり
4	87			201	276			
5		155			257		227	朝食抜き
6	74	208				360	284	夕は外食（21：00）
7	66		145	217	257			
8	60		179		224		221	朝ラジオ体操10分
9	52			223		318		眠前みかん1個摂取

e）セイブル®（ミグリトール，α-GI）50 mg，昼夕食直前2回を追加する

f）その他

まず何を考えるか？

　本症例は，併発する間質性肺炎に長期ステロイド投与が行われている非肥満2型糖尿病患者です．間質性肺炎のためDPP-4阻害薬は使用できず（p10，「第1章-3」参照），メトホルミンと食後高血糖改善を目指して超速効型インスリン3回注射を行っていますが，顕著な夕食後高血糖を認める反面，朝食前は低血糖気味です．このため，夕食前のアピドラ®注が踏み込んで増量しづらい状況です．

　まず，ステロイド（糖質コルチコイド）が血糖値を高くする原因として，

以下3点が挙げられます.

❶ 高グルカゴン血症などを介した肝臓の糖新生亢進作用
❷ 骨格筋などのインスリン抵抗性の亢進
❸ 食欲増進作用

またステロイド投与時には，肝臓でのグリコーゲン合成も高まるため，朝食前の血糖値は正常からやや低下し，作用時間の関係から，本症例のように昼から夕食後の血糖値が高くなりやすいのが特徴です．たとえばプレドニン®錠を朝1回投与した場合，血糖上昇効果は一般的に6～10時間後にピークを迎え12時間以降は低下に転じます.

したがって，本症例で朝食前が低血糖気味になっている理由として，以下3点が挙げられます.

1）早朝におけるプレドニン®錠の薬理効果の減弱
2）日中の外因性ステロイド投与による負のフィードバックを介した早朝における内因性ステロイド分泌抑制
3）夕食後のインスリン遅延反応による早朝における相対的なインスリン濃度の増加

Answer & 解説

さて，これらのことを念頭に置き，改めて選択肢をみてみると，a, e の対応では夕食後を中心とした高血糖はある程度改善されても早朝低血糖の改善にはほとんどつながりません．反対に d の対応では，食後高血糖の改善につながらないばかりか，夜間から早朝にかけての低血糖を助長しかねません（p7,「第1章-2」参照）.

b は肝硬変患者に対する夜食療法，すなわち Late Evening Snack（LES）（メモ7）を想起させる方法で，乳製品に含まれる蛋白質と糖質で，夜間の糖質補給と肝糖新生を高め早朝低血糖を改善しつつ，アピドラ®注の量を調節することで夕食後高血糖を低下させようという狙いです．発想的には間違っていないと思いますが，実際に行ってみると，乳製品の血糖上昇効果が翌朝まで持続しな

いためか，早朝低血糖を満足できるほど改善できないことがほとんどです．

c については，上述のプレドニン®錠の血糖上昇効果を考えた場合，10 mg を 5 mg ずつ朝夕（もしくは眠前）に分割することにより，日中の食後高血糖のみならず，早朝の低血糖も抑え込むことができると考えられます．プレドニン®錠分割投与へ変更後，アピドラ®注（10-6-6-0）施行下での本症例の血糖自己測定記録を表 17 に示します．アピドラ®注は計 4 単位減量したにもかかわらず，食後高血糖の改善はもとより，難治だった早朝低血糖も見事に消失しています．

その他，f の中でたとえば SGLT2 阻害薬を使用して糖毒性を減らし内因性インスリン分泌を低下させ，食後高血糖を抑えると同時に，早朝低血糖を和らげるという方法もあるかもしれません．ただし，本症例は BMI 24 kg/m^2 未満であり，少なくともチャートに沿った対処法とはいえず，筆者は実践経験がありません．理論上有効性は期待できる選択肢ではありますが，本書では敢えて言及を避けさせていただきます．

✏ メモ 7：Late Evening Snack（LES）について

　肝硬変のような進展した肝障害では肝での蛋白合成やグリコーゲン貯蔵量の低下，糖新生の亢進などから低栄養（飢餓）状態や筋肉減少症（サルコペニア）に陥りやすく，特に夕食後から翌朝にかけて絶食時間が長くなると異化亢進状態に拍車がかかり，全身状態や QOL の低下につながりやすいことが知られています．そこで就寝前にもう一食軽く 200 kcal 前後の夜食をとって，肝臓が夜間にエネルギー不足にならないようにするのが夜食療法「Late Evening Snack（LES）」の考え方です．この際，不足しがちな分岐鎖アミノ酸製剤をカロリー源として利用したり，カロリー過多にならないように 1 日に摂取する総カロリー量が増えないよう工夫することなどもよく行われます．2012 年のメタ解析の結果では，LES が肝硬変患者の筋肉量の保持と QOL の改善をもたらすことが報告されています（J Gastroenterol Hepatol **27**：430-441, 2012）．

表17 本症例の血糖自己測定記録（プレドニン®10 mg/ 朝・夕分割投与後）．アピドラ® 注（10-6-6-0）

日 ＼ 時間	朝前	朝後	昼前	昼後	夕前	夕後	眠前	食事・運動・低血糖など
15	122			123		158		眠前バナナ 1 個摂取
16	128		144		132	227		昼から庭の草むしり
17	97			182		176		
18	114	178				228	182	夕は外食（21：00）
19		135			157		127	朝食抜き
20	96		125	156		257		夕は外食（20：00）
21	110		129		224		221	朝ラジオ体操 10 分
22	114				154		189	

> **Answer** c）プレドニン®錠の内服を朝夕（もしくは眠前）5 mg ず
> つの分割投与にする

　分割投与を行う際はもちろん呼吸器専門医の了承下で行うことが必須条件です．もしこの分割投与に変えることで，肝心の間質性肺炎の病態が悪化してしまったら，元も子もないからです．また，その後のプレドニン®錠の減量はステロイド離脱症候群（p156，**メモ8**）を予防するため，朝夕同時にゆっくりと時間をかけて慎重に行う必要があります．

「ステロイド薬の薬効時間と力価」について**表18**にまとめました[1]．筆者の印象では，血糖上昇効果の大まかな持続時間はコルチゾン，ヒドロコルチゾンは「半日前後」，プレドニゾロン，メチルプレドニゾロンは「1日弱」，デキサメタゾン，ベタメタゾンは「2日強」といったところだと思います．

表18 ステロイド薬の薬効時間と力価

ステロイド（カッコ内は商品名）	血中半減期（時間）	生物学的半減期（時間）	糖質コルチコイド作用	同等力価投与量（mg）
コルチゾン	1.2〜1.5	8〜12	0.8	25
ヒドロコルチゾン（コートリル，ハイドロコートン，ソルコーテフ）	1.2〜1.5	8〜12	1	20
プレドニゾロン（プレドニン）	2.5〜3.3	12〜36	4	5
メチルプレドニゾロン（メドロール，ソルメドロール）	2.8〜3.3	12〜36	5	4
デキサメタゾン（デカドロン）	3.5〜5.0	36〜54	25〜30	0.5
ベタメタゾン（リンデロン，セレスタミン*）	3.5〜5.0	36〜54	25〜30	0.5

*セレスタミン1錠中にはベタメタゾン 0.25 mg 含有

POINT

- ☑ プレドニン® 朝1回投与は昼夕食後を中心とした高血糖と，朝食前の低血糖をもたらすことが多い．
- ☑ この血糖変動をなだらかにするために，プレドニン®の朝夕分割投与は有効な手段である．
- ☑ 表18 を参考にステロイド薬の薬効時間と力価を理解し，糖尿病治療に役立てよう．

メモ 8：ステロイド離脱症候群とは？

　副腎皮質ステロイド薬による治療中に，急激な中止や減量をすると起こる強い倦怠感，関節痛，吐き気，頭痛，血圧低下などを「ステロイド離脱症候群」と呼びます．ステロイド薬の多量・長期投与により，副腎が萎縮し内因性ステロイドホルモンの分泌が抑制され，その中止後に相対的あるいは絶対的なステロイドホルモン不足に陥ることが主な原因です．

　臨床的には高齢者で難治性の皮膚アレルギーなどに対して長期処方されたセレスタミン®（1 錠中にベタメタゾン 0.25 mg 含有）を急に中止した後に低ナトリウム血症や食欲不振，倦怠感などで本症を発症するケースを時折経験します．長期ステロイド内服後の減量はあくまでも時間をかけてゆっくり行うことが大切です．

文献

1) 山本剛史，平野　勉：医薬品による重篤副作用への対処法と救済制度．薬剤性高血糖．昭和学士会誌 75：426-431，2015

付録：全糖尿病薬リスト

[日本糖尿病学会（編・著）：糖尿病治療ガイド 2016-2017，文光堂，東京，2016 を参考に著者作成]

A. 経口血糖降下薬

① DPP-4 阻害薬

一般名	商品名	血中半減期（時間）	作用時間（時間）	1 錠中の含有量（mg）	通常用量（mg/ 日）
1 日 1 ～ 2 回					
シタグリプチンリン酸塩水和物	ジャヌビアグラクティブ	12	24	12.5，25，50，100	12.5 ～ 100
ビルダグリプチン	エクア	2.4	12 ～ 24	50	100
アログリプチン安息香酸塩	ネシーナ	17	24	6.25，12.5，25	25
リナグリプチン	トラゼンタ	10.5	24	5	5
テネリグリプチン臭化水素酸塩水和物	テネリア	24.2	24	20	20 ～ 40
アナグリプチン	スイニー	2	12 ～ 24	100	200 ～ 400
サキサグリプチン水和物	オングリザ	7	24	2.5，5.0	2.5 ～ 5.0
週 1 回					
トレラグリプチンコハク酸塩	ザファテック	54.3	168	50，100	100 mg を週 1 回
オマリグリプチン	マリゼブ	82.5	168	12.5，25	25 mg を週 1 回

②ビグアナイド薬

一般名	商品名	血中半減期（時間）	作用時間（時間）	1 錠中の含有量（mg）	通常用量（mg/ 日）
メトホルミン塩酸塩	グリコラン	3.6	6 ～ 14	250	500 ～ 750
	メトホルミン[注]	2.9	6 ～ 14	250，500	500 ～ 1500
ブホルミン塩酸塩	ジベトスジベトス S	1.5 ～ 2.5	6 ～ 14	50	50 ～ 150

注）他のメトホルミン製剤と異なり，高齢者，軽度腎障害，軽度・中等度肝障害のある患者は慎重投与とされている.

③スルホニル尿素（SU）薬

一般名	商品名	血中半減期（時間）	作用時間（時間）	1 錠中の含有量（mg）	通常用量（mg/ 日）
グリベンクラミド	オイグルコンダオニール	2.7	12 ～ 24	1.25，2.5	1.25 ～ 7.5
グリクラジド	グリミクロングリミクロン HA	12.3	12 ～ 24	40 20	20 ～ 120
グリメピリド	アマリールアマリール OD	1.5	12 ～ 24	0.5，1，3	0.5 ～ 4

④ SGLT2 阻害薬

一般名	商品名	血中半減期 (時間)	作用時間 (時間)	1 錠中の含有量 (mg)	通常用量 (mg/ 日)
イプラグリフロジン L-プロリン	スーグラ	15	24	25，50	50 ～ 100
ダパグリフロジンプロピレングリコール水和物	フォシーガ	8 ～ 12	24	5，10	5 ～ 10
ルセオグリフロジン水和物	ルセフィ	11	24	2.5，5	2.5 ～ 5.0
トホグリフロジン水和物	アプルウェイ デベルザ	5.4	24	20	20
カナグリフロジン水和物	カナグル	10.2	24	100	100
エンパグリフロジン	ジャディアンス	14 ～ 18	24	10，25	10 ～ 25

⑤ α-グルコシダーゼ阻害薬

一般名	商品名	血中半減期 (時間)	作用時間 (時間)	1 錠中の含有量 (mg)	通常用量 (mg/ 日)
アカルボース	グルコバイ グルコバイOD	該当データなし	2 ～ 3	50，100	150 ～ 300
ボグリボース	ベイスン ベイスンOD	該当データなし	2 ～ 3	0.2，0.3	0.6 ～ 0.9
ミグリトール	セイブル セイブルOD	2	1 ～ 3	25，50，75 50，75	150 ～ 225

⑥ 速効型インスリン分泌促進薬（グリニド薬）

一般名	商品名	血中半減期 (時間)	作用時間 (時間)	1 錠中の含有量 (mg)	通常用量 (mg/ 日)
ナテグリニド	スターシス ファスティック	1.1 ～ 1.3	3	30，90	180 ～ 270
ミトグリニドカルシウム水和物	グルファスト	1.2	3	5，10	15 ～ 30
レパグリニド	シュアポスト	0.8	4	0.25，0.5	0.75 ～ 1.5

⑦ チアゾリジン薬

一般名	商品名	血中半減期 (時間)	作用時間 (時間)	1 錠中の含有量 (mg)	通常用量 (mg/ 日)
ピオグリタゾン塩酸塩	アクトス アクトスOD	5	24	15，30	15 ～ 30

⑧配合錠

一般名	商品名	血中半減期 (時間)	作用時間 (時間)	1錠中の含有量 (mg)	通常用量 (mg/日)
ピオグリタゾン塩酸塩 (Pio) / メトホルミン塩酸塩 (Met)	メタクト配合錠LD	Pio：10.4 Met：4.4		Pio：15　Met：500 Pio：30　Met：500	15/500
	メタクト配合錠HD			Pio：30　Met：500	30/500
ピオグリタゾン塩酸塩 (Pio) / グリメピリド (Gli)	ソニアス配合錠LD	Pio：8.9 Gli：7.5		Pio：15　Gli：1	15/1
	ソニアス配合錠HD			Pio：30　Gli：3	30/3
アログリプチン安息香酸塩 (Alo) / ピオグリタゾン塩酸塩 (Pio)	リオベル配合錠LD	Alo：18.3 Pio：9.2		Alo：25　Pio：15	25/15
	リオベル配合錠HD			Alo：25　Pio：30	25/30
ミトグリニドカルシウム水和物 (Mit) / ボグリボース (Vog)	グルベス配合錠	Mit：1.3 Vog：-		Mit：10　Vog：0.2	30/0.6
ビルダグリプチン (Vil) / メトホルミン塩酸塩 (Met)	エクメット配合錠LD	Vil：1.8～1.9 Met：3.6～4.0		Vil：50　Met：250 Vil：50　Met：500	100/500
	エクメット配合錠HD			Vil：50　Met：500	100/1000
アログリプチン安息香酸塩 (Alo) / メトホルミン塩酸塩 (Met)	イニシンク配合錠	Alo：18.5 Met：4.6		Alo：25　Met：500	25/500
テネリグリプチン臭化水素酸塩水和物 (Ten) /カナグリフロジン水和物 (Can)	カナリア配合錠	Ten：21.5 Can：13.4		Ten：20　Can：100	20/100
シタグリプチンリン酸塩水和物 (Sita) /イプラグリフロジンL-プロリン (Ipra)	スージャヌ配合錠	Sita：12.0 Ipra：15.0		Sita：50　Ipra：50	50/50

B. GLP-1 受容体作動薬

一般名	商品名	血中半減期 (時間)	作用時間 (時間)	1 筒中の 含有量	通常用量 (mg/ 日)
1 日 1 回					
リラグルチド (遺伝子組み換え)	ビクトーザ皮下注 18 mg	13 ～ 15	> 24	18 mg	0.6 ～ 0.9 mg
リキシセナチド	リキスミア皮下注 300 μg	2.12（10 μg） 2.45（20 μg）	15	300 μg	10 ～ 20 μg
1 日 2 回					
エキセナチド	バイエッタ皮下注 5 μg ペン 300 バイエッタ皮下注 10 μ g ペン 300	1.4（5 μg） 1.3（10 μg）	8	300 μg	10 ～ 20 μg
週 1 回					
エキセナチド (持続性注射液)	ビデュリオン皮下注用 2 mg	該当データなし	該当データなし	2.6 mg	2 mg[注1] を 週 1 回
エキセナチド (持続性注射液)	ビデュリオン皮下注用 2 mg ペン	該当データなし	該当データなし	2.76 mg	2 mg[注2] を 週 1 回
デュラグルチド (遺伝子組み換え)	トルリシティ皮下注用 0.75 mg アテオス	108	該当データなし	0.75 mg	0.75 mg を 週 1 回
セマグルチド (遺伝子組み換え)	オゼンピック皮下注 2 mg	約 1 週間	該当データなし	2.01 mg	0.5 ～ 1.0 mg を 週 1 回

注 1) 本剤 1 バイアル（2.6 mg）に添付専用懸濁用液を加え懸濁した薬液を投与する場合，投与される薬液はエ
　　　クセナチドとして 2 mg を含む
注 2) 本剤 1 キットを投与する場合，投与される薬液はエクセナチドとして 2 mg を含む

C. インスリン製剤
1. プレフィルド / キット製剤

分類名	商品名	単位数 / 容量	インスリン 注入量 (単位刻み)	発現時間	最大作用 時間	持続時間
超速効型	ヒューマログ注ミリオペン	300/3 mL	1 ～ 60 U（1 U）	15 分未満	30 分～ 1.5 時間	3 ～ 5 時間
	ノボラピッド注フレックスペン	300/3 mL	1 ～ 60 U（1 U）	10 ～ 20 分	1 ～ 3 時間	4 ～ 6 時間
	ノボラピッド注フレックス タッチ	300/3 mL	1 ～ 80 U（1 U）	10 ～ 20 分	1 ～ 3 時間	4 ～ 6 時間
	ノボラピッド注イノレット	300/3 mL	1 ～ 50 U（1 U）	10 ～ 20 分	1 ～ 3 時間	4 ～ 6 時間
	アピドラ注ソロスター	300/3 mL	1 ～ 80 U（1 U）	15 分未満	30 分～ 1.5 時間	3 ～ 4 時間
速効型	ヒューマリン R 注ミリオペン	300/3 mL	1 ～ 60 U（1 U）	30 分～ 1 時 間	1 ～ 3 時間	5 ～ 7 時間
	ノボリン R 注フレックスペン	300/3 mL	1 ～ 60 U（1 U）	約 30 分	1 ～ 3 時間	約 8 時間

混合型	ヒューマログミックス 25 注ミリオペン ヒューマログミックス 50 注ミリオペン	300/3 mL	1 ～ 60 U（1 U）	15 分未満	30 分～ 6 時間 30 分～ 4 時間	18 ～ 24 時間
	ヒューマログ 3/7 注カート	300/3 mL	1 ～ 60 U（1 U）	30 分～ 1 時間	2 ～ 12 時間	18 ～ 24 時間
	ノボラピッド 30 ミックス注フレックスペン ノボラピッド 50 ミックス注フレックスペン ノボラピッド 70 ミックス注フレックスペン	300/3 mL	1 ～ 60 U（1 U）	10 ～ 20 分	1 ～ 4 時間	18 ～ 24 時間
	ノボリン 30R 注フレックスペン	300/3 mL	1 ～ 60 U（1 U）	約 30 分	2 ～ 8 時間	18 ～ 24 時間
	イノレット 30R 注	300/3 mL	1 ～ 50 U（1 U）	約 30 分	2 ～ 8 時間	18 ～ 24 時間
配合溶解[注1]	ライゾデグ配合注フレックスタッチ	300/3 mL	1 ～ 80 U（1 U）	10 ～ 20 分	1 ～ 3 時間	42 時間超[注2]
中間型	ヒューマリン N 注ミリオペン	300/3 mL	1 ～ 60 U（1 U）	1 ～ 3 時間	8 ～ 10 時間	18 ～ 24 時間
	ノボリン N 注フレックスペン	300/3 mL	1 ～ 60 U（1 U）	3 ～ 3 時間	4 ～ 12 時間	18 ～ 24 時間
持効型溶解	レベミル注フレックスペン	300/3 mL	1 ～ 60 U（1 U）	約 1 時間	3 ～ 14 時間	20 ～ 24 時間
	レベミル注イノレット	300/3 mL	1 ～ 50 U（1 U）	約 1 時間	3 ～ 14 時間	20 ～ 24 時間
	トレシーバ注フレックスタッチ	300/3 mL	1 ～ 80 U（1 U）	該当データなし	明らかなピークなし	42 時間超[注2]
	ランタス注 インスリングラルギン BS 注カート「リリー」	300/3 mL	1 ～ 80 U（1 U） 1 ～ 60 U（1 U）	1 ～ 2 時間	明らかなピークなし	約 24 時間
	ランタス XR 注ソロスター	450/1.5 mL	1 ～ 80 U（1 U）	1 ～ 2 時間	明らかなピークなし	24 ～ 28 時間

注 1）超速効型インスリンであるノボラピッドと持効型溶解インスリンであるトレシーバを 3：7 の割合で配合した製剤．混合製剤だが振盪不要
注 2）反復投与時の持続時間

2. カートリッジ製剤

分類名	商品名	単位数 / 容量	発現時間	最大作用時間	持続時間
超速効型	ヒューマログ注カート	300/3 mL	15 分未満	30 分～ 1.5 時間	3 ～ 5 時間
	ノボラピッド注ペンフィル	300/3 mL	10 ～ 20 分	1 ～ 3 時間	4 ～ 6 時間
	アピドラ注カート	300/3 mL	15 分未満	30 分～ 1.5 時間	3 ～ 4 時間
速効型	ヒューマリン R 注カート	300/3 mL	30 分～ 1 時間	1 ～ 3 時間	5 ～ 7 時間
混合型	ヒューマログミックス 25 注カート ヒューマログミックス 50 注カート	300/3 mL	15 分未満	30 分～ 6 時間 30 分～ 4 時間	18 ～ 24 時間
	ヒューマログ 3/7 注カート	300/3 mL	30 分～ 1 時間	2 ～ 12 時間	18 ～ 24 時間
	ノボラピッド 30 ミックス注ペンフィル	300/3 mL	10 ～ 20 分	1 ～ 4 時間	18 ～ 24 時間

分類名	商品名	単位数 / 容量	発現時間	最大作用時間	持続時間
中間型	ヒューマリン N 注カート	300/3 mL	1 〜 3 時間	8 〜 10 時間	18 〜 24 時間
持効型溶解	レベミル注ペンフィル	300/3 mL	約 1 時間	3 〜 14 時間	20 〜 24 時間
	トレシーバ注ペンフィル	300/3 mL	該当データなし	明らかなピークなし	30 〜 42 時間
	ランタス注注カート インスリングラルギン BS 注カート「リリー」	300/3 mL	1 〜 2 時間	明らかなピークなし	約 24 時間

3. バイアル製剤

分類名	商品名	単位数 / 容量	発現時間	最大作用時間	持続時間
超速効型	ヒューマログ注 100 単位 /mL	1000/10 mL	15 分未満	30 分〜 1.5 時間	3 〜 5 時間
	ノボラピッド注 100 単位 /mL	1000/10 mL	10 〜 20 分	1 〜 3 時間	4 〜 6 時間
	アピドラ注 100 単位 /mL	1000/10 mL	15 分未満	30 分〜 1.5 時間	3 〜 4 時間
速効型	ヒューマリン R 注 100 単位 /mL	1000/10 mL	30 分〜 1 時間	1 〜 3 時間	5 〜 7 時間
	ノボリン R 注 100 単位 /mL	1000/10 mL	約 30 分	1 〜 3 時間	約 8 時間
混合型	ヒューマログ 3/7 注 100 単位 /mL	1000/10 mL	30 分〜 1 時間	2 〜 12 時間	18 〜 24 時間
中間型	ヒューマリン N 注 100 単位 /mL	1000/10 mL	1 〜 3 時間	8 〜 10 時間	18 〜 24 時間
持効型溶解	ランタス注 100 単位 /mL	1000/10 mL	1 〜 2 時間	明らかなピークなし	約 24 時間

付：主なインスリンペン型注入器

商品名	インスリン注入量 （単位刻み）	使用カートリッジ製剤
ヒューマペンラグジュラ	1 〜 60 U （1 U）	ヒューマログ注カート ヒューマログミックス 25 注カート ヒューマログミックス 50 注カート ヒューマリン N 注カート ヒューマリン 3/7 注カート ヒューマリン N 注カート インスリングラルギン BS 注カート「リリー」
ノボペン 4	1 〜 60 U （1 U）	ノボラピッド注ペンフィル ノボラピッド 30 ミックス注ペンフィル レベミル注ペンフィル トレシーバ注ペンフィル
ノボペンエコー	0.5 〜 30 U （0.5 U）	
イタンゴ	1 〜 60 U （1 U）	アピドラ注カート ランタス注カート

おわりに

　本書を書き始めるきっかけになったのは，2017 年（平成 29 年）5 月に名古屋で行われた第 60 回日本糖尿病学会年次学術集会の会場での出来事でした．筆者は第一日目のランチョンセミナーで SGLT2 阻害薬に関する講演を終えて，聴講してくれた自院の医療スタッフとロビーでしばらく雑談を交わした後，次の会場に移動しようと歩き始めた，その矢先でした．南江堂の編集部の方から名刺を差し出され，「先生，今度，ご自身で本を書いてみる気はありませんか？　先生が以前から糖尿病の分かりやすい治療チャートをご提案されていると聞いています」と突然話しかけられたのです．これまでも，全国規模の講演会の後，雑誌社の方から，論稿を依頼されたことは何度かありました．ところが今回は「まるごと 1 冊の本を書け」という依頼です．おりしも，病院での煩雑な日常業務や依頼原稿，講演依頼などで多忙を極めていた時期でした．正直『この人は自分を文字通り「忙殺」する気ではないか？』と疑ったほどでした．

　「どうしてそういうことを言われるのですか？　いろいろな先生方に書いていただいて最後に編集されたほうが，全体として偏りなく，いろいろな考え方が理解できてよいと思いますが？」

　すると返ってきた返事は意外なものでした．「考え方が異なるいろいろな先生方に書いていただくと，結局全体としては脈絡がなくなり，理解しづらい内容になることも多いんです．その点，お一人の先生に通して書いていただいたほうが，たとえ少し偏った内容になっても，全体としてはまとまりが出て，読者のインパクトも強くなります」

　その言葉を聞いて，筆者は不覚にも「なるほど，そんな考え方もあるのか」と納得してしまいました．その場ではいったんお断りしたものの，その後，仕事が一段落して少し心に余裕ができた頃，いただいた名刺の連絡先を頼りに，ダメ元でもう一度編集部の方に連絡をとる決心をしました．ありがたいことに，大変好意的な返答で，「それでは，まず本の題名と目次を考えてください」と最初の宿題をいただきました．筆者は心の中ですでに「番度チャート」を本の中心に据えることに決めていました．

それからは編集部の方と論稿や図表，目次などをメールでやりとりする日々が続きました．最初は遥かエベレストの山々を越えてゆくような険しく遠い道のりを思い描いていましたが，書き進める中で，かつての臨床現場でのスタッフとのやりとりや多くの患者さんとの出会い，また講演会などでの非専門医の先生方とのディスカッション，さらには3年前に肝硬変で他界した実父の面影までも思い出され，それらに励まされて後押しされながら，なんとか脱稿にまで漕ぎつけることができました．

　できあがってみると，本書は何の因果か糖尿病とともに32年間歩む機会をもつことになった一臨床医の個人的な経験に基づく「つぶやき（ツイート）」の集まりようにも思えてきます．ただこの「ツイート」が，ついに1,000万人に達したわが国の2型糖尿病患者を日々診療される先生方のわずかでもお役に立てれば，筆者にとっては望外の喜びです．

　最後に，本書の刊行に際して，深くご理解をいただいた登谷大修院長，また臨床研究や病院業務などで多大なサポートをいただいた金原秀雄先生，青木桂子先生，石倉和秀先生，小川あゆみ先生，その他内科医の先生方，多くの糖尿病診療チームの方々，そして多くの助言をいただいた南江堂編集部の皆様に改めて心より深謝いたします．

2018年5月

番度　行弘

索引/INDEX

■著者紹介■

番度 行弘 ばんど ゆきひろ

現職　福井県済生会病院 内科部長

1985 年 3 月	金沢大学医学部医学科 卒業
1985 年 4 月	金沢大学附属病院旧第一内科 入局
1993 年 6 月	金沢大学医学博士号取得
2001 年 4 月〜	現職
2005 年 4 月	MC Davies (Sacramento) にて MAT (metabolic activation therapy) の研修を受ける
2014 年 4 月〜 2017 年 3 月	福井大学医学部附属病院非常勤講師

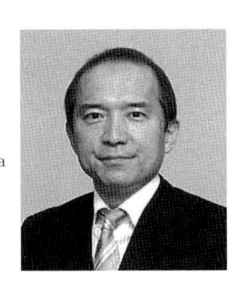

日本内科学会認定総合内科専門医，同評議員
日本糖尿病学会認定糖尿病専門医，指導医，同学術評議員
日本内分泌学会認定内分泌代謝科専門医・指導医
日本高血圧学会認定高血圧専門医，指導医
日本糖尿病情報学会理事
日本糖尿病療養指導士認定機構認定委員
Editorial Board of International Journal of Diabetes Research（IJDR）
アメリカ糖尿病学会，アメリカ内科学会員

〈主な著作物〉①糖尿病患者における脂質改善薬の使い方．総合臨 **58**（12）：2474-2481，2009 ／②糖尿病—薬物治療法についての疑問．レジデントノート **14**［増刊］：71-86，2012 ／③糖尿病地域連携から描く治療アルゴリズム．DM Ensemble **1**（4）：26-30，2013 ／④ MAT 治療法．Visual 糖尿病臨床のすべて　最新インスリン療法，第2版，綿田裕孝（編），中山書店，p174-182，2015 ／⑤肥満を伴う2型糖尿病患者に対する DPP-4 阻害薬の有効性について．診療と新薬 **52**：24-32，2015 ／⑥［分担執筆］いま知っておきたい2型糖尿病の注射療法の疑問 67，寺内康夫（編），南江堂，2016 ／⑦高齢者糖尿病の薬物治療と服薬指導の実際．臨床老年介護 **23**（4）：23-31，2016 ／⑧メトホルミン一服薬アドヒアランスを高めるために．糖尿病診療マスター **15**（1）：37-40，2017 ／⑨超速効型インスリン製剤，持効型溶解インスリン製剤の特徴と使い方．糖尿病ケア **14**（4）：77-81，2017 ／⑩2型糖尿病へのインスリン療法—効果を最大限に高めるためには．カレントテラピー［別冊］**35**（11）：62-68，2017
（その他，糖尿病，内分泌関連論文多数）

これで万全！ 番度チャートを用いた2型糖尿病治療

2018 年 5 月 30 日 発行	著　者　番度行弘
	発行者　小立鉦彦
	発行所　株式会社 南 江 堂
	〒113-8410 東京都文京区本郷三丁目 42 番 6 号
	☎(出版)03-3811-7236　(営業)03-3811-7239
	ホームページ http://www.nankodo.co.jp/
	印刷・製本　小宮山印刷工業
	装丁　渡邊真介

This Completes It！Type 2 Diabetes Treatment Using a Bando Chart
ⒸNankodo Co., Ltd., 2018